Ringuet.

Essai
sur les
causes et les moyens
préventifs
de l'avortement
chez les femelles domestiques.

ESSAI

SUR

LES CAUSES ET LES MOYENS PRÉVENTIFS

DE

L'AVORTEMENT

CHEZ LES FEMELLES DOMESTIQUES.

Par M. RINGUET,

Vétérinaire à Belvès (Dordogne).

(CONCOURS DE 1858.)

QUESTION.

« Rechercher les causes de l'avortement des femelles domestiques, « en s'attachant principalement à faire connaître et à interpréter « les circonstances qui sont susceptibles de déterminer la manifesta- « tion de l'avortement sur un certain nombre de sujets à la fois, « soit qu'il borne ses ravages à une étable ou à une bergerie, soit « qu'il sévisse dans une localité ou dans un pays.

« Déduire de la connaissance de ces causes les meilleures mesures « à employer pour prévenir l'avortement. »

PARIS

TYPOGRAPHIE DE RENOU ET MAULDE,

RUE DE RIVOLI, 144.

1861

Ad mortem maturi omnes sumus, etiam antequam nati.
(J. Lipsius.)

CONSIDÉRATIONS GÉNÉRALES.

On définit l'avortement : *l'expulsion du fœtus non viable, hors de la matrice, avant le terme de la gestation*, c'est-à-dire avant qu'il ait acquis une organisation assez complète pour pouvoir vivre d'une vie indépendante.

Selon nous, cette définition est incomplète ; il arrive, en effet, parfois, surtout chez les vaches, que, sous l'influence d'une cause quelconque, elles se livrent à des efforts expulsifs, mais en vain ; que le fœtus meurt à la suite de ces efforts, et qu'il n'est expulsé que plus tard. On dit encore dans ce cas qu'il y a eu *avortement.*

Quoi qu'il en soit de ce cas particulier, l'avortement est parfaitement distinct du *part prématuré ;* dans celui-ci, l'expulsion du fœtus a bien lieu avant le terme normal de la gestation, mais ce terme est peu éloigné, le petit sujet a pris son développement assez complet, son organisation assez de perfection pour que, rejeté au dehors, il puisse vivre par lui-même et s'assimiler les matériaux nécessaires à l'entretien de la vie.

La nature a pris toutes les précautions pour que la gestation arrive à terme : outre l'union intime qui existe entre le fœtus et la mère, quoique celui-là fasse partie presque intégrante de la dernière pendant un laps de temps qui varie suivant les espèces animales, sa position, en outre, puisqu'il nage dans l'eau, le met à l'abri des violences extérieures ; cependant, l'avortement n'est pas rare chez nos femelles domestiques.

Mais aussi, que de causes diverses peuvent venir à l'encontre des mesures que la nature a prises ! Ces causes, nous les trouvons pour la plupart dans la domestication et dans notre organisation sociale : un travail excessif pour la mère, le choix d'un mâle trop jeune ou trop vieux, l'insalubrité et la disposition vicieuse des étables, l'ingestion d'aliments tantôt trop alibiles, tantôt dépourvus de principes nutritifs, etc., etc., voilà autant de causes susceptibles de produire l'avortement. Dans la plupart de ces circonstances, l'état primitif de la mère est profondément altéré par les conditions diverses au milieu desquelles nous l'avons placée : pourra-t-elle dès lors, pendant qu'elle nourrit intérieurement l'être qui doit perpétuer son espèce, résister aux nombreuses vicissitudes auxquelles elle se trouve sans cesse exposée ?

L'avortement est un des fléaux les plus redoutables qui puissent atteindre l'agriculture, surtout lorsqu'il se manifeste sur un grand nombre de femelles à la fois ; aussi l'étude des causes qui peuvent le déterminer et celle des moyens à prendre pour le prévenir sont-elles de la plus haute importance.

En effet, non-seulement par l'expulsion du fœtus non viable, avant le terme normal, l'agriculteur perd le produit ou les petits sujets sur lesquels il comptait pour accroître ses revenus ; non-seulement tous les soins, toutes les précautions dont on avait entouré la mère se trouvent dépensés en pure perte, mais encore il peut arriver que cette dernière contracte des maladies fort graves, difficiles à guérir, parfois mortelles ou incurables ; dans d'autres circonstances, elle reste stérile ou bien conserve une grande aptitude à avorter.

DIVISION DE L'AVORTEMENT.

On a cherché, principalement en médecine humaine, à faire plusieurs divisions de l'avortement ; c'est ainsi que les médecins de l'homme l'ont divisé en *ovulaire*, *embryonnaire* et *fœtal*, suivant l'époque de la gestation à laquelle il arrive. Cette division et celles qui sont analogues n'ont aucun intérêt à notre point de vue.

On a encore distingué l'avortement en *facile* ou *laborieux* suivant qu'il s'effectuait par les seules forces de la nature, ou que l'homme de l'art était obligé d'intervenir.

Quant à nous, suivant le programme de la Société, nous n'admettrons que deux espèces d'avortement :

1° L'un, *sporadique*, qui ne se manifeste que sur une seule femelle à la fois et en vertu d'un accident particulier ;

2° L'autre, *enzootique*, qui dépend d'une cause plus ou moins connue, se manifeste en même temps sur plusieurs femelles d'un village, d'une localité ou même d'une étable assez peuplée.

Le premier se manifeste indifféremment sur toutes les femelles de nos espèces domestiques; l'autre ne sévit que sur nos grandes femelles et sur les brebis.

Il n'est peut-être pas un seul genre d'événements, un seul ordre de causes qui n'aient été pris pour causes de l'avortement. Dans un grand nombre de cas, on a mal interprété les faits; dans d'autres circonstances, ceux qui ont voulu donner un catalogue complet de ces causes sont restés dans le vague, ainsi qu'il arrive toujours lorsqu'on veut par trop généraliser. Nous nous bornerons, pour éviter toute ambiguïté, à discuter la valeur et l'efficacité d'un certain nombre, en glissant sur celles qui ont pu donner lieu à des interprétations douteuses, et en nous appesantissant plus spécialement sur celles qui peuvent donner lieu à des considérations utiles, surtout en ce qui concerne l'avortement dit *enzootique*.

Il ne faut pas croire toutefois que les causes qui déterminent les deux espèces d'avortement que nous avons admises soient bien distinctes l'une de l'autre ; loin de là, au moins pour un grand nombre. Telle circonstance qui ne détermine ordinairement que l'avortement sporadique, peut, en un moment donné, amener un avortement enzootique. Aussi ne saurait-on faire deux cadres bien séparés de toutes ces causes.

Pour mettre plus d'ordre dans l'exposé des faits, nous diviserons notre travail en quatre parties :

Dans la première, nous traiterons de l'étiologie de l'avortement sporadique ;

La deuxième comprendra le traitement préservatif de cette variété de l'avortement ;

Dans un troisième paragraphe, nous insisterons, en tant qu'il nous sera possible, sur les causes de l'avortement enzootique ;

Enfin nous terminerons par les considérations qui se rattachent à son traitement préservatif.

AVORTEMENT SPORADIQUE.

L'avortement sporadique se montre sur toutes les femelles domestiques, mais toutes n'avortent pas avec la même facilité ; sous le point de vue de fréquence de l'avortement, on peut les ranger dans l'ordre suivant :

1° La vache, chez laquelle il est le plus fréquent et le plus facile ; 2° la jument ; 3° la brebis ; 4° la chèvre ; 5° enfin la truie et la chienne, qui n'avortent que fort rarement.

Cette différence s'explique parfaitement au moyen des conditions hygiéniques dans lesquelles ces femelles se trouvent placées :

En général, au moins dans nos contrées, la vache est enfermée dans des étables malsaines, soumise à une nourriture grossière, épuisée par le travail et la lactation ; or, nous verrons que toutes ces causes sont susceptibles de déterminer l'avortement.

La jument pleine, au contraire, est traitée avec plus d'égards dès que le cinquième mois de la plénitude approche : on commence à la soumettre à un travail moins pénible ; on prend toutes les précautions nécessaires pour la soustraire aux influences qui pourraient provoquer l'expulsion anticipée du fœtus.

Quant aux petites femelles, d'après les réflexions précédentes, il est facile d'expliquer la rareté de l'avortement chez elles.

Les causes susceptibles de déterminer l'avortement sporadique sont de deux ordres : 1° les unes *efficientes, directes, mécaniques* ou *physiques*, dont l'action est subite et l'effet presque instantané, à cause de leur action même ; 2° les *causes indirectes*, dont l'action est beaucoup moins brusque ; elles diffèrent, en outre, des premières en ce que leur mode d'action est loin d'être aussi constamment le même, ainsi que nous aurons occasion de le faire remarquer. On peut encore les dénommer *causes occasionnelles*.

Pour plus d'ordre dans l'examen des causes de l'avortement sporadique, nous les avons inscrites dans le tableau suivant, d'après lequel nous avons rédigé ce travail.

CAUSES DE L'AVORTEMENT SPORADIQUE.

Causes efficientes ou directes.

1° Causes physiques ou mécaniques, coups, heurts, compression de l'abdomen, maladies de la matrice, maladies du fœtus, de l'œuf ;

2° L'existence de plusieurs fœtus chez les femelles unipares ;

3° Inclinaison vicieuse du sol des étables ;

4° Ingestion des substances stimulantes ou ayant une action marquée sur la matrice ;

5° Manœuvres opérées directement sur la matrice ou sur son col, etc., etc.

Causes indirectes.

Maladies autres que celles de la matrice et du fœtus ;

Constitution, tempérament, âge des femelles ;

Opérations chirurgicales ;

Médicaments énergiques ou toxiques ;

Influences morales ;

Orgasme génital provoqué par le voisinage du mâle.

CAUSES DIRECTES.

1° *Causes physiques.* — Parmi celles-ci se rangent en premier lieu les causes physiques ou mécaniques : ce sont celles qui, venues du dehors, font brusquement sentir leur action ; cette action est instantanée, et les effets en apparaissent presque subitement. En lisant les diverses observations inserées dans nos annales, tout aussi bien qu'en consultant les vétérinaires à ce sujet, un esprit judicieux reste frappé des nombreuses circonstances dans lesquelles on fait intervenir l'action de ces causes pour expliquer l'avortement. Or, il est facile de s'apercevoir que bien des fois on a beaucoup exagéré et qu'on a attribué l'accident à des causes dont l'action a été souvent douteuse. Il est impossible que la nature, après avoir pris un soin particulier de la propagation des espèces par les besoins impératifs qu'elle a donnés aux individus, ait pu abandonner son ouvrage jusqu'à rendre les fœtus périssables sous l'influence des causes les plus légères. S'il en était ainsi, peu de femelles arriveraient à terme, et quelques-unes que l'on considère comme généralement peu sujettes à l'avortement seraient précisément celles qui avorteraient le plus souvent (exemple : les chiennes et les chèvres).

Toutes les causes que l'on invoque peuvent avoir une action sans doute, mais en général cette action dépend de la prédisposition ; aussi, pour bien apprécier l'influence des causes qni nous occupent, il ne faut pas les étudier une à une, il faut les observer dans leur rapport avec la prédisposition des femelles : c'est le seul moyen de recevoir du passé des renseignements utiles pour l'avenir.

Ce n'est pas pour cela que nous voulions nier d'une manière absolue l'influence de ces causes, mais s'il est des femelles qui avortent sous l'influence de causes légères, il en est beaucoup (et c'est même le plus grand nombre) qui les éprouvent sans qu'il en résulte aucun accident ; à ce sujet même, je pourrais faire remarquer que les moyens abortifs les plus violents manquent quelquefois leurs effets, alors qu'ils entraînent la mort de la mère.

En un mot, les causes physiques déterminent l'avortement; mais l'action de ces causes est d'autant plus efficace que l'avortement aura été préparé par une ou plusieurs causes prédisposantes.

Quelle est la manière d'agir des causes physiques, lorsqu'elles déterminent l'avortement ? L'opinion la plus générale et la plus accréditée, c'est qu'elles agissent en décollant le placenta, « soit mécaniquement, ainsi que le dit « M. Henri Bouley dans son *Nouveau Dictionnaire*, soit par « la congestion sanguine dont elles sont la source, soit par « les contractions intempestives de l'utérus qu'elles déter- « minent d'emblée. »

Dans d'autres cas, l'avortement s'explique par la rupture des membranes trop peu résistantes ou par une métrite consécutive. Enfin, l'action de la cause physique peut être assez violente pour déterminer sur le fœtus des contusions graves et par suite sa mort, sans que pour cela les tissus des parois de l'abdomen et de l'utérus soient gravement lésés. Outre l'observation de M. Cauvet, rapportée par M. Bouley, je puis signaler un fait semblable que j'ai observé dans le courant de l'année 1854. Une jument pleine de six mois, appartenant à M. de Senailhac, reçut dans les pâturages de violents coups de pied sur l'abdomen de la part d'une bête appartenant au 6e dragons, et qu'on avait réformée à cause de sa méchanceté : l'avortement eut lieu, et l'on remarqua que ces coups avaient déterminé une déchirure du foie avec une ecchymose fort étendue des enveloppes du fœtus.

Ceci dit sur l'importance que l'on doit attribuer aux causes physiques, passons à leur énumération; de ce nombre sont : toutes les violences extérieures, les coups de corne, de pied, de bâton sur les flancs ou sous le ventre, les chutes violentes sur un terrain accidenté, etc., etc.

Au nombre des causes physiques ou mécaniques, on peut encore ranger les compressions exercées par les matières alimentaires entassées ou desséchées dans l'intérieur du tube digestif; cette cause agit principalement chez la vache et surtout pendant l'hivernage, alors que, dans les étables pauvres, elle est réduite à une alimentation presque exclusivement sèche, composée en grande partie de paille ou de fourrages grossiers et peu alibiles : de là résulte la dilatation de l'appareil intestinal aux dépens de l'espace occupé par l'utérus ; celui-ci comprimé, gêné dans son développement, des contractions insolites de la matrice se déclarent à la suite de cette compression, et l'expulsion anticipée du fœtus survient.

De cette manière s'expliquent encore les avortements qui se produisent à la suite d'une indigestion gazeuse de la panse ou de l'indigestion gazeuse intestinale de la jument. Ces causes sont assez connues sans qu'il soit nécessaire d'énumérer des faits.

La compression qu'éprouvent les femelles pleines en se pressant les unes contre les autres pour passer à travers les portes étroites, les violentes secousses imprimées aux viscères abdominaux pendant les sauts, les violents efforts pendant le tirage, les efforts déployés pour détacher les pieds enfoncés dans des terrains argileux, des fondrières ; les secousses réitérées des charrettes, des voitures, surtout de celles qui sont mal suspendues ou non suspendues, qui roulent sur des chemins raboteux, sont autant de causes de l'avortement ; elles ont pour effet d'ébranler les organes, de tirailler les muscles, activer la circulation et fluxionner les parties génitales.

Enfin c'est par le même mode d'action qu'agissent sans doute les courses précipitées lorsqu'elles déterminent l'avortement; toutefois il n'est pas impossible que, dans quelques circonstances, une influence morale, la *frayeur*, comme nous le verrons plus tard, soit une cause aussi active que la rapidité de la course.

2° ***Métrite aiguë.*** — La métrite aiguë, pendant la gestation, est presque toujours le résultat de coups ou de violences extérieures; toutefois il n'est pas impossible qu'elle se manifeste, dans quelques circonstances rares, il est vrai, sous l'influence d'une cause différente. C'est ce que tend à démontrer le fait suivant qui nous a été communiqué en 1854 par un de nos collègues, feu Réquier. Un sieur Gervais employa, pendant l'été de 1854, deux vaches pleines, l'une de deux mois, l'autre de cinq, à transporter de l'eau pour le service de son exploitation de la Dordogne à son domicile; le chemin habituel était rapide et très-pénible. Un jour, à la suite du charroi habituel, il eut l'imprudence d'enfermer ses vaches en sueur dans une écurie froide. Dès le lendemain, tous les symptômes d'une maladie redoutable se manifestèrent sur la vache pleine de cinq mois: c'étaient ceux d'une métrite des plus intenses; la bête avorta le deuxième jour de la maladie, et mourut le quatrième. A l'autopsie, on constata la gangrène de la matrice.

Quoi qu'il en soit, la métrite aiguë doit provoquer l'avortement en déterminant le décollement du placenta par une exsudation sanguine entre la muqueuse de l'utérus et l'enveloppe placentaire.

Le désengrénement du placenta, et partant l'avortement, peut aussi se produire à la suite d'une exhalation purulente, ainsi que cela arrive parfois dans la *métrite chronique.*

3° *Métrite chronique.* — L'inflammation de la matrice est plus commune sous cette forme que sous le type aigu; lorsqu'elle est arrivée à un degré avancé, qu'elle se caractérise par des ulcérations et l'induration, les femelles livrées au mâle ne sont pas fécondées. Au début, primitive ou consécutive, elle a fort souvent une action nuisible sur la marche de la gestation.

La métrite chronique se déclare principalement à la suite d'avortements antérieurs, ou bien à la suite de parturitions laborieuses qui ont déterminé une inflammation des membranes de l'utérus. Le sieur Fauvel, de Valeyrac, possédait en 1853 une vache agenaise, pleine de six mois environ;

elle avorta à la suite d'une chute dans les pâturages. Depuis elle a été saillie trois fois, et trois fois elle a avorté, toujours à une époque de moins en moins rapprochée du terme de la gestation; pour cela, la bête fut vendue à un autre propriétaire qui ne fut pas plus heureux et l'engraissa. Lorsqu'elle fut abattue pour la boucherie, on trouva la matrice dont les parois étaient dans un état d'induration et d'épaississement remarquables.

En pareil cas, la métrite chronique détermine l'avortement par la gène qu'elle apporte au développement du fœtus qui meurt; ou bien celui-ci, par sa présence, provoque les contractions de l'utérus malade, qui le rejette avant le terme normal.

4° *Polypes, kystes, etc., etc.* — Il n'est pas rare qu'à la suite de la métrite chronique, des productions morbides se développent dans l'intérieur de l'utérus, telles que des *polypes*, des *kystes*, des *hydatides*, des *squirrhes*, des *tumeurs cancéreuses;* ces productions ont pour effet de provoquer l'avortement.

Leur mode d'action est toujours le même: elles gênent le développement de l'œuf, qui meurt, ou bien celui-ci provoque des contractions utérines qui le rejettent au dehors.

Nous avons l'occasion de voir souvent une jument très-vieille (vingt-quatre ou vingt-cinq ans). Jusqu'à l'âge de huit, elle fut bonne poulinière; depuis cette époque elle n'a jamais porté à terme. Aujourd'hui la cause de l'avortement est parfaitement connue: c'est une tumeur polypeuse dont le volume est devenu très-considérable, sans porter atteinte à la santé de l'animal.

Ces produits morbides ne sont pas toujours des causes de l'avortement; il est même des circonstances où ils deviennent un obstacle pour la parturition à terme, à mesure qu'ils se trouvent plus rapprochés du col de l'utérus.

5° *Hydromètre.* — L'hydromètre, ou hydropisie de la matrice est caractérisée par une accumulation de liquide, soit séreux, soit purulent, dans l'intérieur de la matrice. Lorsqu'elle préexiste à l'accouplement, comme on le voit quelquefois dans les génisses, elle rend les femelles inféconde; mais l'hydromètre vient-elle à céder à un traitement rationnel, les femelles peuvent être saillies avec plein succès. C'est au moins ce qui résulte de quelques observations qui nous sont particulières et de quelques faits relatés par les annales vétérinaires anglaises.

Que si l'hydromètre se déclare pendant la gestation sous l'influence d'une cause quelconque, l'avortement peut avoir lieu de deux manières : ou bien le liquide s'infiltre entre les parois utérines et une plus ou moins grande étendue des enveloppes fœtales, qui se trouvent décollées; dès lors le fœtus n'est plus qu'un corps étranger que la matrice tend à rejeter; ou bien la dilatation anormale de l'utérus par le liquide, et l'écoulement de ce dernier, peuvent provoquer des contractions prématurées de l'organe utérin et l'expulsion anticipée du fœtus.

6° *Maladies du fœtus ou de ses enveloppes.* — Les maladies *du* fœtus et de ses enveloppes sont aussi des causes directes de l'avortement.

A peine l'œuf est-il fécondé qu'il vit, et comme tout être vivant il est sujet à la maladie; peut-être même les maladies qui l'attaquent sont-elles aussi nombreuses que celles de l'animal. Malheureusement la pathologie vétérinaire n'est pas encore très-avancée sur ce point.

Dans l'impossibilité de signaler toutes ces maladies, je me contenterai de rappeler celles que l'observation journalière nous a fait connaître comme causes efficientes de l'avortement.

Ce sont d'abord : *toutes les difformités*, et celles-ci sont nombreuses, telles que les *arrêts de développement*, l'*atrophie partielle de la tête, des membres*, leur *hypertrophie*, etc., etc.

Les fœtus difformes, en règle générale, viennent avant terme : *il y a plus d'avortons difformes que d'autres*, a dit Sœmmering; l'avortement est surtout inévitable, si une partie importante est lésée.

Outre les altérations causées par les difformités, le fœtus peut être encore attaqué par des maladies particulières, susceptibles aussi de déterminer l'avortement.

Ainsi Flandrin a signalé l'avortement de plusieurs vaches qui eut lieu en 1786. Les veaux étaient hydropiques, l'eau était renfermée entre cuir et chair.

M. Roudaud, dans un avortement épizootique qui a eu lieu à la vacherie du Pin, a trouvé plusieurs fœtus amaigris.

Nous ne pensons pas néanmoins que ces maladies du fœtus soient la cause primitive de l'avortement ; il est plus probable qu'elles tiennent à un état particulier de la mère, et ceci nous conduit à faire une remarque sur la manière dont on étudie généralement l'étiologie de l'avortement : on admet les maladies du fœtus ou de l'œuf comme causes tout à fait distinctes de cet accident. Pour nous, ces maladies sont des effets dont les causes se trouvent chez les ascendants, ainsi que nous le ferons remarquer à mesure que nous avancerons dans notre travail. On sépare donc deux faits qui ont entre eux un lien intime, ou, pour mieux dire, on partage le même fait en deux parties : l'une fondamentale, c'est la vraie cause ; l'autre, qui n'est que la conséquence de la première, c'est la maladie du fœtus. Celle-là est à la seconde ce que les lésions intestinales dans la fièvre typhoïde de l'homme sont à l'altération dynamique. On ne s'avisera pas de dire, en effet, que ces altérations intestinales soient la cause de la maladie : elles rendent raison de la mort, c'est vrai, mais elles ne sont, pour ainsi dire, que le moyen employé par la lésion vitale pour tuer l'individu.

Ce qui appuie, du reste, cette manière de voir, c'est que parfois les maladies de la mère peuvent se transmettre au fœtus et en déterminer la mort. Ainsi, M. Henri Bouley a eu l'occasion d'observer, chez des avortons de vaches péripneumoniques, les lésions caractéristiques de la maladie dont la mère était atteinte.

Pendant le cours d'une enzootie claveleuse qui a régné

dans une partie de notre département, il y a trois ans, nous avons vu des avortons présenter sur la peau les symptômes caractéristiques de la clavelée.

Ces maladies, ainsi transmises, ne sont pas constamment la cause réelle de l'expulsion prématurée du fœtus; il est plus que probable qu'il meurt quelquefois à cause des souffrances qu'il éprouve pendant la maladie de la mère et qu'il n'est expulsé que plus tard.

Que se passe-t-il quand la mort du fœtus est le résultat des affections dont il a été atteint? La matrice, irritée par le contact d'un corps étranger, l'expulse : c'est le cas ordinaire. Dans certaines circonstances, il reste dans l'utérus jusqu'au terme normal de la gestation; quelquefois même il peut y rester de nombreuses années. Ailleurs il se flétrit, se dessèche et séjourne dans la matrice jusqu'à la mort naturelle de la mère; enfin il peut subir un commencement de putréfaction, la peau et les muscles se fondent au milieu du liquide environnant, et les os séparés sont éliminés par différentes voies.

Dans le cas où l'air pénètre à travers les membranes, d'autres phénomènes se passent : le fœtus se ramollit, devient friable, se putréfie; les symptômes de la résorption putride se manifestent, et la mort de la mère en est la conséquence.

Dans les parts multiples, comme chez la chienne, la truie, la mort d'un ou de plusieurs fœtus peut immédiatement entraîner l'expulsion de tous ceux que l'utérus renferme; toutefois, il n'est pas rare d'observer que les fœtus sains continuent de croître et ne naissent qu'au terme fixé par la nature.

7° *Hydramnios.* — L'hydropisie de l'œuf est encore une maladie inconnue en vétérinaire, cependant M. Roudaud en a cité un exemple à propos de l'avortement enzootique du Pin. Outre l'amaigrissement du fœtus, l'amnios était distendu par une quantité de liquide si considérable, qu'il envahissait la plus grande partie de la matrice et exerçait sur le fœtus une compression qui devait en gêner le développement.

Qu'arrive-t-il en pareil cas? Si la quantité de liquide amniotique est considérable, par suite de la distension outre mesure de l'utérus, des contractions anticipées surviennent, l'avortement a lieu; d'autres fois les membranes distendues pourront se rompre.

Il n'est guère possible, dans l'état actuel de la science, de préciser la cause de cette singulière affection; la mauvaise conformation du fœtus, les refroidissements, les faiblesses radicales, la constitution de la mère, sont autant de causes que l'on pourrait invoquer.

Si l'hydropisie de l'amnios peut déterminer l'avortement, il devrait en être de même d'une *trop petite quantité de liquide amniotique;* on n'a pas relaté, jusqu'ici au moins, d'observations à ce sujet. Néanmoins, on comprend qu'alors les mouvements actifs du fœtus doivent être gênés, son développement empêché par la pression des parois utérines, de plus, il n'est pas garanti d'une manière suffisante contre les chocs extérieurs, des adhérences peuvent se former, etc., etc. Tant de causes de mort ne peuvent rester sans effet.

8° *Existence de plusieurs fœtus chez les femelles unipares.* — Voilà une cause dont l'efficacité n'a pas encore été bien constatée, quoi qu'on en dise. Que lorsqu'une femelle unipare porte plusieurs fœtus, il y ait parturition laborieuse à l'époque de la mise-bas, d'accord; mais il est difficile de ranger cette cause au nombre des plus efficaces, puisque la plupart de ces femelles arrivent à terme. Il n'est pas à dire pour cela que, chez quelques sujets irritables, la matrice ne soit excitée de bonne heure à se débarrasser d'un trop-plein qui provoque chez elle une distension douloureuse; mais, je le répète, ce n'est là qu'une exception rare.

9° *Trop forte inclinaison du sol des étables.* — Cette cause n'a d'influence que sur les vaches. Règle générale, les étables où l'on enferme ces femelles présentent une inclinaison trop considérable du sol, de telle sorte qu'elles se trouvent sur un plan fortement incliné d'avant en arrière ; de plus, lorsqu'elles prennent leur repas, elles sont obligées, pour atteindre à la crèche, d'élever les membres de devant sur le marche-pied.

« On peut être certain, dit Morel de Vindé, que lors-
« qu'on expose la vache à lever la tête habituellement,
« l'avortement en résulte ; j'en ai fait une trop grande ex-
» périence. » Dans cette situation, tout le poids du fœtus est reporté en arrière et s'exerce sur le col de la matrice, qui, en vertu de cette pression continue, tend à se dilater. Cette pression anormale irrite l'utérus et en provoque les contractions prématurées ; que faut-il de plus pour que l'avortement ait lieu ?

10° *Ingestion de substances qui ont une action spéciale sur la matrice.* — Les substances dites emménagogues, le seigle ergoté, la rue, la sabine, sont considérées depuis fort longtemps comme jouissant de la propriété d'exciter les contractions utérines et de produire l'avortement : cela a été écrit et répété, mais est-il bien vrai que l'action spéciale de ces plantes soit aussi manifeste qu'on a voulu le dire ? N'a-t-on pas confondu ces effets abortifs avec l'intoxication causée par l'ingestion ou l'administration de ces prétendus médicaments utérins ?

Nous sommes porté à le croire ; ainsi, dans le *Veterinarian*, numéro de juillet 1855, M. Mellett rapporte un cas d'avortement par la sabine. Un domestique qui avait à se venger de son maître s'introduisit furtivement dans son écurie et fit prendre de la sabine à deux juments ; elles avortèrent, les poulains étaient morts ; quant aux mères, elles furent conservées par un traitement approprié.

Quelle était la dose de sabine ? On l'ignore ; cette plante, qui agit à hautes doses, à la manière des substances les plus irritantes, n'a-t-elle pas pu déterminer une espèce d'empoisonnement, cause première de l'avortement ?

Expérimentalement, j'ai pu essayer le seigle ergoté sur deux chiennes pleines de peu de valeur; j'ai pu provoquer des vomissements, une violente irritation intestinale qui a amené la mort, mais jamais l'avortement; les deux bêtes étaient dans la première moitié du temps de la gestation.

Et dans la médecine de l'homme, combien de tentatives infructueuses d'avortement au moyen du seigle ergoté!

On ne peut pas dire que les diverses substances emménagogues soient d'une manière absolue tout à fait inoffensives; mais on doit, dans l'appréciation de leur action, tenir compte des doses, des tempéraments, de la constitution. A fortes doses, par exemple, et à doses souvent répétées, elles pourront déterminer l'avortement; mais ce dernier ne pourra-t-il pas tout aussi bien survenir à la suite des phénomènes généraux d'intoxication produite par une ingestion trop considérable de ces substances, que comme résultat immédiat des contractions utérines qu'elles peuvent provoquer?

S'il est permis de juger des effets que doivent produire ces substances sur nos femelles par ce qui se passe chez la femme, on verra qu'elles sont loin de jouir de propriétés aussi spécifiques qu'on a bien voulu le dire.

En effet, malgré les nombreuses épidémies d'ergotisme observées en France et en Allemagne depuis le XVIIe siècle, il n'est que trois ou quatre observateurs qui mentionnent l'avortement parmi les accidents primitifs de l'ergot.

Dans ces dernières années, M. le préfet de la Seine se plaignait des nombreux avortements qu'aurait provoqués le seigle ergoté. La question fut portée à l'Académie de médecine et donna lieu à un rapport de M. Danyau, lu dans la séance du 1er octobre 1850. Voici les conclusions de ce rapport :

1° Le seigle ergoté réveille la contractilité de l'utérus quand, fatiguée, épuisée, elle sommeille;

2° Il l'éveille difficilement, on a même cru longtemps qu'il ne pouvait l'éveiller quand elle n'a pas été mise en jeu;

3° Dans la première moitié de la grossesse, l'ergot ne peut probablement pas, à lui seul, mettre en jeu la contraction de l'utérus, sans aucun travail commencé, sans impulsion étrangère, sans manœuvres préalables;

4° Ce qu'il ne peut accomplir tout seul, il peut concourir à l'opérer;

5° A une époque avancée de la grossesse, il est incontestable qu'il peut solliciter les contractions utérines.

Après ces conclusions de l'honorable académicien, n'est-il pas prudent de faire ses réserves sur l'efficacité des substances dites emménagogues?

11° *Excitation produite sur la matrice par des manœuvres opérées directement sur elle ou sur les parties voisines.* — Au nombre de ces manœuvres, on range : l'introduction de la main, à travers le détroit vaginal, pour constater la plénitude, les injections vaginales trop souvent répétées (ces dernières sont même quelquefois employées avec succès dans le but arrêté de provoquer l'avortement), l'extirpation de certaines tumeurs qui se développent soit autour de la vulve, soit dans le vagin; enfin les manœuvres pour réduire un renversement du vagin, manœuvres quelquefois très-laborieuses et très-imprudentes.

Dans toutes ces circonstances, la matrice est excitée directement, ou bien l'inflammation se transmet, par continuité de tissu, des parties invironnantes aux membranes de l'utérus.

On peut encore ranger au nombre des manœuvres directes les efforts faits par le mâle pour saillir les femelles déjà pleines : c'est dans ce sens que l'on doit interpréter le fait, rapporté par Huzard, d'une jument qui avorta après avoir été saillie par un cheval entier laissé en liberté, tout aussi bien qu'un avortement que j'ai observé en juin 1855. Une jument pleine fut saillie pendant la nuit par un étalon (1). Le lendemain la vulve était tuméfiée et saignante; le soir la bête a avorté.

(1) L'étalon dont il est ici question appartenait à un minotier; il

CAUSES INDIRECTES.

Ces causes sont beaucoup plus variées que les causes directes; elles en diffèrent en ce que leur action est moins brusque et leur mode d'agir moins uniforme.

Quoique plus nombreuses que les précédentes, il en est quelques-unes dont je ne parlerai pas, me réservant d'en traiter plus au long à propos de l'avortement enzootique. Cette manière de procéder n'aura aucun inconvénient, puisque le mode d'action respectif reste constamment le même.

Les causes indirectes dont je vais parler sont consignées dans le tableau précédent. (Voir page 7.)

1° *Maladies de la mère autres que celles de la matrice.* — Toutes les maladies dont la mère peut être atteinte pendant la gestation sont des causes plus ou moins puissantes de l'avortement; elles ont en général une manière d'agir assez lente; quelquefois leur action est prompte, et d'autant plus prompte que les maladies sont plus graves, plus aiguës, et que l'organe affecté a des rapports de sympathie plus intimes avec la matrice.

Parmi ces maladies, toutes sont loin d'avoir un même mécanisme d'action : il varie suivant le genre d'affection. Cependant on peut dire en général qu'elles provoquent l'avortement en produisant un trouble de l'économie qui est quelquefois très-prompt (exemple : le charbon, les empoisonnements); qu'elles entravent les fonctions de la matrice, et, par suite, la nutrition du fœtus (maladies adynamiques); qu'elles communiquent au fœtus des germes de mort; ou enfin qu'elles agissent par leur action mécanique, (exemple : la toux, l'hydropisie de l'abdomen, les indigestions gazeuses ou avec surcharge).

Ces considérations générales me dispensent d'entrer

---

fut vendu la même année à un sieur Dominique, détenteur déjà de deux baudets. Il sera de nouveau question de cet animal à propos de l'influence du père dans l'avortement.

dans l'énumération des diverses maladies, ce qui dépasserait de beaucoup les limites que je veux donner à ce travail.

2° *Opérations chirurgicales.* — Les opérations chirurgicales peuvent quelquefois être impunément pratiquées sur les femelles pleines ; d'autres fois elles ont pour résultat d'amener l'avortement. De ces résultats opposés, il faut déduire la conséquence que l'on ne doit pratiquer pendant la gestation que les opérations les plus urgentes, et renvoyer après la mise-bas celles qui ne sont pas incompatibles avec la vie de la mère et du produit.

Parmi les opérations chirurgicales, celle que l'on pratique le plus souvent, c'est la saignée.

La saignée générale pendant la gestation est spécialement indiquée dans les inflammations aiguës, l'état pléthorique, etc., etc. Dans ce dernier cas même, elle peut servir, lors du terme de la parturition, à faciliter la délivrance de la mère. Les abus énormes qu'on en a faits pendant longtemps tendent aujourd'hui à la faire proscrire dans nos campagnes, quelle que soit la circonstance. Règle générale, le vulgaire la croit nuisible ; cette opinion erronée est tellement accréditée, que le vétérinaire le mieux considéré ne manquerait pas d'être accusé d'avoir déterminé l'avortement d'une femelle si cet accident avait lieu après une saignée nécessitée par l'état morbide de la mère, et que, dans cette crainte, beaucoup de praticiens s'abstiennent de saigner alors que la phlébotomie est parfaitement indiquée.

Il résulte de l'observation journalière que, quand la saignée produit l'avortement, celui-ci dépend des *circonstances dans lesquelles elle a été faite, de la plus ou moins grande quantité de sang extrait, et du nombre de fois qu'elle a été pratiquée.* C'est surtout sur les femelles faibles, lymphatiques, qu'en augmentant l'épuisement, la saignée pourra déterminer l'avortement.

La *castration* des grandes femelles domestiques doit

avoir toujours pour résultat immédiat d'amener l'avortement; ceci se comprend à la suite de la complication de cette opération chirurgicale tout aussi bien que de l'inflammation qu'elle détermine.

Cette opération n'a pas le même résultat funeste chez la truie; il n'est pas sans exemple, en effet, que des truies pleines aient été châtrées, même dans une époque avancée de la gestation, et qu'elles aient mis bas heureusement. Pour moi, je connais une dizaine de faits de ce genre.

3° *Influences morales* (passions, frayeur, etc., etc.) — Sous cette dénomination impropre, faute de pouvoir mieux exprimer ma pensée, j'ai l'intention de parler des vives sensations que les animaux éprouvent parfois.

« Les passions et les sentiments, qui constituent les « attributs du caractère, offrent parmi les animaux un « grand nombre de nuances souvent difficiles à saisir et « se manifestant à des degrés variables. Leur nature, leur « point de départ et les liaisons qu'ils peuvent avoir avec » les opérations instinctives ou intellectuelles sont très- « difficiles à apprécier. Les uns les regardent comme des « affections de l'âme, les autres comme des produits de « l'intelligence, et plusieurs autres les considèrent avec « plus de raison comme des manifestations de l'instinct; « elles paraissent être des impressions ou des sensations « centrales, plus ou moins vives, produites par le système « nerveux, et desquelles résultent des déterminations ap- « propriées au but final de chacune d'elles. Parmi les prin- « cipales de ces passions, on peut citer la peur, la colère, « l'affection, la haine, la jalousie. » (Colin.)

Les manifestations de l'instinct existent donc chez les animaux comme les affections de l'âme chez l'homme : les animaux ont, comme l'homme, leurs passions ; ils sont sujets à des sensations de diverses natures, qui, parfois, peuvent devenir des causes d'avortement. En voici des exemples :

Une brebis dans un état de plénitude avancée, appartenant au sieur Magimel aîné, du Maine, est poursuivie par un chien étranger. Malgré l'arrivée subite du maître aux premiers aboiements, elle avorta le lendemain, sous l'influence de la frayeur que lui causa la présence de cet animal étranger et ennemi de son espèce.

A la suite d'un violent incendie qui s'est manifesté au mois d'août 1855, deux bœufs et deux vaches, toutes deux pleines, ont été violemment effrayés par les flammes. Ces quatre bêtes ont cherché à rompre leur collier, elles ont été retirées avant que les flammes eussent atteint le compartiment où elles étaient renfermées. Huit heures après la vache la plus avancée avortait.

Une jument du pays, pleine de quatre mois, appartenant à un sieur Venteloux, et nourrice en même temps d'un muleton âgé de deux mois, a maigri considérablement depuis que son produit a été vendu (juillet 1858). La bête a avorté, au commencement du mois d'août, dans un état voisin du marasme.

J'ai connu une vache, d'un sieur Lantourne, qui, toutes les fois qu'on la menait au *travail* pour la ferrer, tombait en syncope. La première fois que ce propriétaire la mena chez le maréchal, elle fut saisie d'une telle frayeur qu'elle tomba comme frappée d'apoplexie; des affusions d'eau vinaigrée sur le crâne la firent revenir au bout de dix minutes. Trois jours après elle expulsa un fœtus mort de trois mois environ.

« Enfin, dit Flandrin, la frayeur suscite toujours de « fortes commotions, qui se communiquent au fœtus et « qui ont été souvent suivies de sa perte : c'est ainsi qu'on « a vu des troupeaux entiers de vaches avorter après avoir « été fortement épouvantées par le tonnerre. »

L'action des passions chez nos animaux domestiques, ou des influences morales, est tantôt lente, tantôt brusque. Les sensations vives, surtout comme la colère, la frayeur, ont une efficacité incontestable; *à priori*, nous pourrions l'établir par des exemples : Si la frayeur a pu produire un ébranlement nerveux, tel chez un porc noir, qu'il est devenu blanc en moins d'une semaine (Colin, *Physiologie*), ne comprend-on pas dès lors qu'une cause pareille puisse faire avorter une femelle pleine, chez qui l'appareil génital joue un si grand rôle?

Quelle est la manière d'agir des sensations vives? Voici ce qui se passe : un ébranlement général se produit dans l'économie, l'harmonie des fonctions est troublée, des phénomènes nerveux se manifestent, et la matrice qui, pendant la gestation, est le lieu principal vers lequel convergent tous les troubles de l'organisme, se contracte spasmodiquement; tantôt il y a écoulement subit des eaux, d'autres fois afflux sanguin vers la matrice, et puis avortement.

Toutefois, les *influences morales* vives peuvent avoir un autre mode d'action, si, avec Sœmmering, Isidore Geoffroy-Saint-Hilaire, nous admettons l'action des sensations vives dans la production des monstruosités, des anomalies : « Il naît plus d'avortons difformes que d'autres,» a dit Sœmmering. D'un autre côté, l'action des *influences morales* a été démontrée par les investigations modernes de M. Geoffroy-Saint-Hilaire : « Il est des anomalies, dit ce savant « tératologiste, dont la cause est purement mécanique; « mais il en est d'autres qui ont leur première origine dans « un trouble moral qu'il n'est plus permis de contester « aujourd'hui; et si la science est obligée d'avouer son « impuissance actuelle, c'est seulement lorsqu'il s'agit de « déterminer la part d'influence que l'on doit attribuer à « ces deux ordres de causes.» Dès lors le trouble des sensations aurait pour effet de déterminer des anomalies dans la constitution du fœtus, lesquelles, au bout d'un certain temps, deviendraient la cause de l'avortement.

Toutes les sensations ne sont pas aussi vives que nous l'avons supposé; quelques-unes peuvent avoir une marche chronique, mais leur mode d'action n'a pu être encore bien apprécié en vétérinaire.

4° *Etat général de la mère.* — L'état général de la mère

constitue une des causes les plus efficaces de l'avortement. Aussi est-il de la plus haute importance d'en faire une analyse minutieuse avant l'accouplement ; car cette analyse nous permettra souvent d'éviter cet accident. En effet, par une sage application des agents hygiéniques, le vétérinaire peut, dans bien des circonstances, atténuer, réformer ce que cet état présente de dangereux. Sans doute, il ne lui est pas possible de transformer des tempéraments, des constitutions, mais il peut faire éloigner de la reproduction les femelles qui ne se trouvent pas dans les conditions désirables, ou bien annihiler ce que l'état de ces femelles présente de dangereux pour la viabilité du fœtus.

a. Tempérament sanguin, pléthore sanguine.

Il est d'observation que les femelles d'un tempérament sanguin, d'une constitution pléthorique, sont prédisposées à l'avortement, surtout pendant les premiers mois de la gestation. Sous l'influence de cette pléthore générale, que la gestation favorise, il s'opère des congestions actives vers l'utérus, qui semble concentrer en lui toute la vitalité de l'organisme et constituer un véritable centre de fluxion vers lequel viennent converger tous les troubles de l'économie.

J'ai vu une jument bretonne, appartenant au sieur Lavergne, d'un tempérament sanguin très-prononcé, sujette aux coups de sang, avorter trois années de suite; nulle autre cause de l'avortement n'a pu être invoquée que le tempérament sanguin et l'état pléthorique de la bête : ce qui le prouve, c'est qu'elle a heureusement porté depuis que, par un traitement convenable, on a fait disparaître cette prédisposition aux fluxions sanguines.

D'après Flandrin, il est rare que les chiennes trop grasses, trop pléthoriques, portent à terme.

Quel est le résultat de cette fluxion continuelle qui se produit du côté de l'utérus? Les vaisseaux qui unissent le fœtus à la mère sont trop peu résistants; distendus outre mesure, ils se rupturent, si le vétérinaire n'intervient à temps; il n'y a plus de congestion simple, il y a hémorrhagie ; des épanchements sanguins décollent en totalité ou en partie les adhérences utéro-placentaires, du sang s'écoule par la vulve et l'expulsion du fœtus a lieu.

Ce n'est pas seulement l'hémorrhagie qu'il faut craindre chez les femelles à tempérament sanguin : les congestions pulmonaires, cérébrales, intestinales, et toutes les maladies de nature inflammatoire, peuvent également déterminer l'avortement.

b. Tempérament lymphatique, hydrohémie.

Je viens d'exposer la manière dont se produit l'avortement sur les femelles à tempérament sanguin ; à côté de cette cause se rangent également le tempérament lymphatique, l'hydrohémie.

Chez les femelles à tempérament lymphatique très-prononcé, la nutrition languit ; elle est insuffisante pour servir au développement du produit ; il en résulte une augmentation dans la partie liquide du sang et une diminution notable dans ses principes reconstituants ; de là l'hydrohémie.

Quand l'avortement arrive chez les femelles lymphatiques, les symptômes qui se manifestent sont à peu près les mêmes que chez les femelles pléthoriques : il y a décollement du placenta ; seulement, si l'hémorrhagie se manifeste, elle est bien plus redoutable, à cause de la plasticité du sang.

Toutefois, l'avortement n'est pas une conséquence directe du tempérament lymphatique chez les bêtes adultes ; au contraire, les organes génitaux sont moins excitables, et, de plus, elles jouissent d'une grande fécondité. Mais, lorsque l'abondance des humeurs s'unit à un âge peu avancé, ou trop avancé, lorsque le travail vient encore s'unir au tempérament lymphatique pour augmenter la débilitation de l'économie, celui-ci devient une cause très-efficace.

En effet, si l'anhémie se déclare, ainsi que cela se remarque chez les bêtes vieilles, surchargées de travail ou minées par une maladie chronique, le travail plastique de la matrice languit; le fœtus meurt et est expulsé à la suite de la plus légère secousse.

c. **Age.**

L'âge est, sans contredit, une cause prédisposante de l'avortement, sous le rapport du volume du fœtus; l'âge de la femelle a d'abord une influence incontestable. Tout le monde sait que les poulettes pondent des œufs de moitié plus petits que les œufs de poules.

D'après Bechstein, les chiens que donne une chienne primipare n'atteignent jamais une grande taille.

Sur l'avortement, l'influence de l'âge n'est pas moins marquée. Il est d'observation journalière que les éleveurs de troupeaux redoutent de voir féconder leurs femelles trop jeunes, parce qu'ils savent bien qu'elles avortent fort souvent.

La raison de l'avortement chez les femelles trop jeunes est facile à donner: la matrice n'a pas encore acquis tout son développement; elle n'a pas l'extensibilité nécessaire à sa nouvelle fonction; elle éprouve une irritation d'autant plus vive que le degré de dilatation dont elle est susceptible se trouve moins en rapport avec le développement incessant de l'œuf.

De plus, chez les femelles trop jeunes, incomplétement développées, il y a prédominance du système vasculaire nécessaire au perfectionnement de l'organisme; l'utérus se perfectionne aussi; mais s'il renferme un œuf fécondé, l'activité vitale semble se concentrer en lui. A un moment donné, une hyperhémie peut se former dans la matrice et déterminer l'avortement. « Enfin, dit M. Henri Bouley, les « femelles trop jeunes et trop chargées d'embonpoint sont « très-excitables; elles s'émeuvent des premières douleurs « qu'elles ressentent et se livrent, sous leur influence, à « des efforts expulsifs inconsidérés qui peuvent déterminer « l'avortement. »

De même, les femelles trop vieilles avortent fort souvent. L'explication que l'on peut donner de l'accident présente beaucoup d'analogie avec celle que j'ai donnée déjà pour les femelles trop jeunes. Chez la femelle avancée en âge, l'utérus se retire sur lui-même; il devient dense, rigide; sa sensibilité n'est pas augmentée, mais son extensibilité devient moindre. Il y a antagonisme entre les parois de l'utérus et la force expansive de l'œuf qui se développe. Or, s'il arrive un moment où la capacité de la matrice ne puisse s'accroître dans un rapport convenable avec le développement de l'œuf, il en résulte une pression mécanique de la part de l'utérus, et consécutivement une réaction irritative de l'œuf qui se développe, sur les parois utérines, dont les contractions, ainsi stimulées, peuvent amener l'avortement.

5° *Usage de certains médicaments énergiques ou toxiques.* — L'action de ces médicaments est encore loin d'être bien étudiée. On trouve bien épars, çà et là, dans nos annales, des faits qui tendraient à prouver leur action abortive; mais la science ne possède encore aucun document positif à cet égard. Aussi serai-je bref à ce sujet.

a. Purgatifs drastiques.

Depuis longtemps, on connaît en médecine l'axiôme suivant : *Purgantia non nisi in disposita agunt corpora.* De cette vérité il résulte que les animaux domestiques, beaucoup moins sensibles que l'homme à l'action des purgatifs, doivent être préparés d'une manière particulière, si l'on veut obtenir quelque effet de l'emploi de ces médicaments; et encore même l'action des purgatifs est-elle parfois peu sensible, comme chez les ruminants.

Toutefois, l'administration à haute dose des purgatifs drastiques, surtout si la dose est répétée, peut déterminer une irritation plus ou moins considérable du tube digestif; il y a évacuation considérable de matières fécales diarrhétiques, contraction fréquente des parois du tube intestinal, tenesme, propagation par contiguïté du tissu des phénomènes inflammatoires aux parois utérines, contractions anticipées de ses membranes, siége de l'irritation, et expulsion du fœtus avant le terme normal.

Mais il faut l'avouer, les purgatifs drastiques sont loin d'être administrés aux doses que nous avons supposées; les vétérinaires n'en usent qu'avec modération. Dans tous les cas, l'avortement serait consécutif à la violente inflammation du tube digestif.

b. **Émétiques.**

L'action des émétiques comme cause d'avortement est loin d'être prouvée, vu le peu d'action de ses médicaments sur nos animaux comme vomitifs; néanmoins, des doses trop considérables et fréquemment répétées, en déterminant l'inflammation de l'intestin, peuvent, par suite, occasionner l'expulsion anormale du fœtus.

c. **Narcotico-âcres.**

Les médicaments rangés dans cette catégorie agissent, à la suite d'une administration immodérée, à la manière des poisons; par le trouble général qu'ils excitent dans l'économie, l'avortement peut s'ensuivre.

En général, tous les médicaments, à quelque règne qu'ils appartiennent, lorsqu'ils jouissent de la propriété de provoquer les symptômes généraux de l'intoxication, sont pour cela même susceptibles de provoquer l'avortement. Aussi devra-t-on se montrer sobre de leur administration pendant toute la durée de la plénitude.

6° *Orgasme génital provoqué par le voisinage d'un mâle.* — Il est de règle générale que la femelle fécondée fuit le mâle; l'orgasme génital disparaît au jour de la fécondation. Chez les peuples sauvages, la femme enceinte vit à l'écart. La nature semble avoir recommandé la modération à la femelle pendant la durée de la gestation, afin que l'œuf fécondé puisse heureusement atteindre son complet développement.

Pendant la durée de la plénitude, les fonctions de l'ovaire semblent engourdies; mais que l'on vienne à placer la femelle auprès d'un mâle de son espèce, ces fonctions engourdies peuvent se réveiller sous l'influence de cette excitation nouvelle : la matrice entre quelquefois en contraction avant l'heure.

Flandrin signale cette cause comme une des plus efficaces.

TRAITEMENT DE L'AVORTEMENT SPORADIQUE.

Le traitement de l'avortement sporadique se compose de deux parties : 1° traitement préservatif; 2° traitement curatif.

Le *traitement préservatif* consiste à soustraire les femelles pleines à l'influence des causes qui peuvent déterminer l'avortement. Je n'aurais donc qu'à reprendre une à une toutes les causes qui ont été déjà passées en revue, et indiquer les précautions à prendre; l'ensemble de ces soins nous mènerait trop loin et ne constituerait du reste, à proprement parler, qu'une étude sur l'hygiène des femelles en état de gestation, étude qui ne saurait avoir une bien grande importance dans un travail où il doit être plus spécialement question de l'avortement enzootique.

Je me bornerai donc à dire, d'une manière générale, que le traitement préservatif de l'avortement sporadique se résume dans l'axiôme médical : *Causa sublata, tollitur effectus.*

AVORTEMENT ENZOOTIQUE.

CAUSES.

Les causes de l'avortement enzootique peuvent se diviser en deux grandes catégories : 1° les unes exercent une action lente et prédisposent la femelle à avorter sous l'influence de la moindre cause occasionnelle ; 2° les autres ont une action plus brusque et provoquent un avortement plus rapide ; de là deux sortes de causes :

1° Les unes prédisposantes ;

2° Les autres déterminantes.

Voici un tableau succinct de ces deux ordres de causes.

Causes prédisposantes.

Influence du mâle ;

Infraction à certaines règles de l'hygiène (alimentation trop alibile, peu nutritive, travail excessif, stabulation permanente, etc.) ;

Influence atmosphérique, années pluvieuses ;

Infection de l'air ;

Influence d'un premier avortement.

Causes déterminantes.

Toutes les maladies enzootiques ;

La dépaissance d'herbes couvertes de rosée, etc., etc. ;

Arrêts subits de transpiration ;

Contagion de l'avortement, infection, imitation de l'avortement (présence dans une étable d'une femelle qui avorte).

CAUSES PRÉDISPOSANTES.

1° *Influence du mâle.* — On n'a jamais assez réfléchi à l'influence du mâle dans les avortements ; et cependant que de bêtes n'ont jamais porté à terme parce qu'elles avaient été livrées à des mâles trop jeunes ou affaiblis par des saillies trop nombreuses, et qui, plus tard, accouplées à des étalons adultes et robustes, ont donné des produits viables et vigoureux.

Ce fait ne se voit malheureusement que trop souvent dans nos campagnes, mais les propriétaires ne se doutent jamais de la véritable cause de l'avortement ; ainsi, dans la localité que j'habite, un cheval breton et deux baudets font à peu près seuls le service pour trois cantons, où la population chevaline a pris une grande extension depuis une dizaine d'années, et où les trois quarts des propriétaires ont pris l'habitude de faire saillir les femelles : ces animaux, exténués par des saillies trop nombreuses, fécondent un bon nombre de juments dont beaucoup avortent, malgré les soins dont elles sont entourées ; aussi qu'est-il arrivé? c'est que les propriétaires les plus aisés se sont décidés à faire saillir leurs juments par des étalons de la station de Parlat, et ils ont remarqué qu'avec les mêmes soins les avortements étaient devenus moins fréquents.

Dès l'année dernière, le sieur Dominique, propriétaire de ces animaux, s'étant aperçu de la désertion de ses trop nombreux clients, crut devoir vendre son cheval, qu'il croyait la cause des nombreux avortements, parce qu'il n'était pas bon, disait-il, pour la reproduction, ne se doutant nullement que l'étalon, bon animal du reste, était épuisé par de trop nombreuses saillies. Je m'attends à ce que le nouvel animal, dont il va faire actuellement l'acquisition à Fontenay, ne lui donne pas plus de sujet de satisfaction, s'il ne sait pas limiter le nombre des saillies quotidiennes.

L'influence du père dans les avortements enzootiques est facile à saisir : l'étalon trop jeune, ou les étalons ruinés par de nombreuses saillies, malgré la bonne nourriture qu'ils peuvent recevoir, ne fournissent qu'une semence prolifique de mauvaise nature, renfermant fort peu de spermatozoaires ; ses éléments ne peuvent s'associer d'une manière assez intime aux éléments fournis par la femelle pour n'avoir qu'une existence commune et parcourir toutes les phases de la vie fœtale ; alors l'avortement survient, quelque bien constitués que soient les organes de la mère ; ainsi les graines trop détériorées ne peuvent germer dans les meilleures terres.

L'âge du mâle exerce, du reste, une grande influence sur la santé du fœtus : trop jeune, il lui imprime un caractère de débilité qui favorise les maladies ; il en est de même dans un âge trop avancé.

Ainsi, les propriétaires de nos contrées craignent de livrer leurs brebis à des béliers trop jeunes, parce que, disent-ils, les produits qu'elles donnent sont faibles, que les femelles n'arrivent généralement pas à bon terme : quant aux béliers vieux, ils leur refusent également l'énergie nécessaire pour la production d'un fœtus viable,

Le 8 mars, au moment où je corrige mon mémoire, j'ai acquis la certitude que les femelles saillies par les baudets, dont j'ai déjà parlé, ont avorté dans la proportion d'un huitième sur le nombre total. Aujourd'hui même, un métayer, le sieur Vilatte, convaincu de l'épuisement de ces animaux, s'est décidé à mener sa jument aux étalons de l'État.

Ces faits, du reste, outre l'observation journalière, dont les vétérinaires et les propriétaires ne tiennent pas assez de compte, sont en parfaite harmonie avec ceux que nous fournit l'autre médecine. L'enfant qui vient d'un père usé ou trop vieux, quand il vient à terme, est chétif, peu intelligent, il vit peu de temps ; or, les causes qui sont funestes à l'enfant le sont également au fœtus pendant la vie intra-utérine.

2° *Infractions à certaines règles de l'hygiène.* — Sous ce titre, je passerai d'abord en revue les effets produits par l'alimentation, soit trop alibile, soit peu nutritive, soit avariée, puis l'influence d'un excès de travail et du défaut d'exercice.

a. Alimentation trop riche et abondante.

C'est là une des causes prédisposantes les mieux marquées de l'avortement enzootique ; tous les auteurs qui ont traité de la question l'ont signalée au premier degré. L'alimentation produit le même résultat, soit qu'elle soit donnée en abondance et d'une manière continue, soit qu'à un régime pauvre et parcimonieux succède brusquement une nourriture riche et abondante.

Voici d'abord ce que nous apprend l'observation journalière : les vaches et les juments qu'on laisse constamment en repos et qui sont entretenues avec une alimentation très-riche en principes nutritifs, et donnée en abondance, avortent fréquemment.

De même les femelles pleines qui ont été mal nourries pendant l'hiver, et qui, à la saison du vert, reçoivent brusquement une nourriture abondante et riche, sont également prédisposées à avorter.

Ainsi, dans ces dernières années la cachexie aqueuse a fait de grands ravages sur les troupeaux de l'arrondissement, les brebis qui en ont été préservées sont restées maigres, mais dès l'année dernière elles ont pu être soumises à une nourriture plus abondante et moins aqueuse ; un grand nombre d'entre elles ont avorté dans un état pléthorique ; dans les observations qui me sont particulières, la saignée aux oreilles et un régime très-abondant m'ont toujours donné d'excellents résultats.

M. Pons, vétérinaire à Montpellier, a observé une enzootie d'avortement qui sévit sur un troupeau de deux cents bêtes ; c'était au commencement du printemps, des pâturages abondants et d'excellente qualité y avaient donné lieu.

Une des principales causes des avortements que l'on voit, en avril et en mai, sur les juments de nos contrées, c'est l'état pléthorique qu'elles contractent à la suite du vert, principalement du farrouch, ou trèfle incarnat, qu'on leur donne à discrétion.

Lorsqu'une nourriture riche est donnée en abondance d'une manière continue, elle rend les femelles pléthoriques et les prédispose par conséquent à l'avortement. Nous avons déjà cherché à expliquer ailleurs l'influence de la pléthore.

Quoi qu'il en soit, les femelles ainsi nourries sont prédisposées aux congestions, lesquelles, d'après les lois physiologiques, doivent se déclarer de préférence sur les points où l'activité physiologique est le plus souvent manifeste, ou bien sur le point déjà siége d'une irritation en vertu de l'axiôme : *ubi dolor, ibi fluxus.* Or, pendant la gestation, l'utérus est le point central dans lequel semble se concentrer toute l'activité de l'organisme : de là ces congestions du placenta qui, si elles ne sont pas combattues à temps, prédisposent à l'avortement.

Dans cette sorte de congestion, ainsi que le fait remarquer M. Bouley, « il s'opère entre les cotylédons utérins et « les cotylédons placentaires un phénomène analogue à « celui que l'on voit se produire dans la fourbure du cheval « entre les lames podophylleuses et kéraphylleuses engrenées ; le sang qui suinte à la surface des cotylédons utérins repousse les cotylédons placentaires et les isole, de « la même manière que les lames kéraphylleuses sont repoussées, sous l'influence de la même cause, des cannelures podophylleuses dans lesquelles elles sont logées. « Ce résultat produit, le petit sujet est condamné à mourir, « puisque les relations vasculaires sont rompues entre lui « et sa mère, et l'utérus ne tarde pas à le rejeter comme « un corps étranger. »

Lorsqu'une transition brusque s'opère entre une nourriture pauvre et donnée en petite quantité, et une alimentation riche et abondante, un mouvement inusité s'opère dans l'organisme : les muqueuses s'injectent ; le pouls devient plein et fort ; les vaisseaux, un moment affaissés, semblent n'être plus en rapport de calibre avec la masse du sang ; des congestions se déclarent, surtout celle du placenta ; les vaisseaux utéro-placentaires, comprimés par les congestions, deviennent imperméables ; le fœtus languit et meurt, ou bien, irrité par les épanchements sanguins, il entre en contraction et est expulsé avant l'heure.

b. Alimentation peu nutritive.

Sous cette dénomination, je comprendrai la nourriture peu riche par elle-même et la nourriture donnée avec parcimonie, et ne suffisant pas, par conséquent, à réparer les pertes de l'organisme.

Dans les deux cas, les aliments ne fournissent pas assez de principes nutritifs pour l'entretien de la mère et du fœtus qu'elle porte ; celui ci, ne recevant pas les matériaux nécessaires à l'entretien de la vie, finit par s'étioler ; les rapports intimes qui l'unissent à la mère se rompent en partie, et la moindre indigestion ou toute autre cause suffit pour déterminer l'expulsion du fœtus.

L'influence de cette cause est si vraie que l'insuffisance de l'alimentation a pu déterminer l'avortement à l'état épidémique chez la femme ; ainsi, le docteur Nœgele a observé une véritable épidémie dans l'année de disette de 1816 ; Hoffmann raconte qu'il régnait dans Leyde assiégée une grande famine, et qu'il y eut un grand nombre d'avortements. Aussi l'Église, dans sa sagesse, dispensa-t-elle la femme enceinte du jeûne pendant le carême.

C'est pendant les années de disette, ou bien lorsque des pluies continuelles n'ont pas permis aux végétaux de prendre tout leur développement, qu'ils sont restés gorgés d'eau ; c'est surtout pendant l'hiver (lorsque la nourriture est distribuée aux femelles avec parcimonie dans les localités pauvres), que l'on voit survenir de nombreux avortements. Par la comparaison de ceux qui surviennent dans une plaine riche qui environne la localité que j'habite, et ceux qui se produisent dans une localité opposée, pauvre, et où les animaux ne reçoivent qu'une nourriture grossière, je ne craindrai pas d'avancer que les avortements dans cette dernière sont à ceux de la première comme 5 est à 1.

Rien, du reste, ne démontre mieux l'efficacité d'une nourriture insuffisante de l'avortement que l'observation suivante, que j'emprunte au *Traité de parturition* de M. Delwart :

« Nous avons observé cette année, dit le professeur « belge, un avortement qui pourrait être regardé comme « enzootique. Depuis vingt ans, toutes les vaches d'un « troupeau fort de quarante têtes avortaient chaque année, « et si par hasard un veau arrivait à terme, il était tellement « chétif et difforme qu'il mourait quelques jours après la « naissance. Les causes de ces avortements nous parais- « saientêtre de trop grandes quantités de drèche et de balles « de céréales avec lesquelles on alimentait ces bestiaux : le « rumen et le feuillet formaient une masse compacte qui

« pesait sur le fœtus, empêchait son développement et « finissait par le tuer. Six de ces animaux ayant été soumis « par nos soins à une autre alimentation, les racines tu- « berculeuses et pivotantes (pommes de terre, navets, etc.), « remplacèrent les substances peu nutritives qui entre- « tretenaient, si je puis dire ainsi, une indigestion per- « manente. Ce régime fut secondé par l'administration « d'une décoction de graine de lin à la dose de 5 à 6 « seaux par jour et par un breuvage composé d'une livre « de sulfate de soude à chaque bête, et nous eûmes l'avan- « tage de voir, après huit jours de ce traitement évacuant, « ces six vaches guéries et les organes de la digestion exé- « cuter leurs fonctions normalement ; le propriétaire dut se « rendre à l'évidence, malgré la répugnance qu'il éprou- « vait de laisser traiter ses vaches (car il se croyait ensor- « celé et il avait plus de confiance en un prêtre qu'en un « vétérinaire) ; cependant il me laissa agir à ma guise et « observa strictement les mesures que je prescrivais ; aussi, « au bout de cinq semaines de traitement, car je n'agis- « sais que sur un petit nombre de bêtes à la fois, j'eus la « satisfaction de conjurer le prétendu sortilége qui depuis « vingt ans portait atteinte à la fortune d'un laborieux cul- « tivateur : le fléau destructeur avait complétement dis- « paru ; vingt-huit veaux sont arrivés à terme et bien por- « tants. » La plupart des avortements qui se manifestent dans le courant de l'hiver tiennent à l'insuffisance de l'alimentation. Il n'est pas d'année, en effet, où je ne voie des femelles avorter dans un état de maigreur extrême causée par une mauvaise nourriture.

Pendant l'hiver, l'insuffisance d'une nourriture peu riche exige l'ingestion d'une plus grande quantité d'aliments, qui sont pour la plupart indigestes ; ils se dessèchent dans le rumen qu'ils remplissent : de là des indigestions fréquentes ; ou bien ils déterminent un engouement du feuillet ; ces organes distendus compriment la matrice, dont ils empêchent le développement graduel et peuvent en déterminer les contractions anticipées.

c. Altération des fourrages.

Des fourrages rouillés, moisis ou vaseux, par leur usage prolongé, peuvent déterminer l'inflammation des organes digestifs, du conduit respiratoire, quelquefois même une viciation du sang; pour cela, ils doivent être considérés comme cause prédisposante de l'avortement enzootique; mais leur influence dans la production de l'avortement sera mieux étudiée à propos des *années pluvieuses*, pendant lesquelles ces altérations se manifestent principalement.

4° *Excès de travail; défaut d'exercice.* — Il y a douze ans environ, les forges du Périgord prirent une extension considérable, et partout le commerce des charbons de bois devint très-actif; de là la création d'une nouvelle industrie : quelques petits propriétaires entreprirent le transport des charbons de bois destinés à la consommation des forges. Dans la localité que j'habite, ces transports s'effectuèrent au moyen de petites vaches landaises, qui jouissent de la réputation de résister longtemps à la fatigue et d'être très-sobres; les propriétaires croyaient ainsi retirer deux bénéfices : 1° celui du transport; 2° celui du produit que chaque vache devait donner annuellement; mais l'illusion ne fut pas de longue durée : sous l'influence de charrois pénibles, de nuit et de jour, elles maigrissaient à vue d'œil, et la cause la plus légère déterminait l'avortement, à tel point que peu portaient à terme. Au bout d'une couple d'années, ces petits entrepreneurs comprirent parfaitement qu'une femelle pleine, écrasée par un travail pénible, bien souvent même ne recevant qu'une nourriture insuffisante, ne pourrait porter heureusement; dès lors, les uns employèrent uniquement leurs vaches comme animaux de transport sans les livrer à la reproduction, les autres aimèrent mieux faire leurs charrois avec des mules : aujourd'hui même c'est le plus grand nombre.

Quelle est l'influence de l'excès de travail?

Lorsque l'animal est soumis à un travail soutenu et par

trop fatigant, les matériaux nécessaires à l'entretien de l'organisme s'usent plus rapidement, l'harmonie n'existe plus entre l'assimilation et la désassimilation ; le sang ne reçoit plus qu'une quantité insuffisante de matériaux réparateurs; quelle que soit du reste l'alimentation à laquelle la bête soit soumise, il s'appauvrit, il ne suffit plus à l'entretien de la vie de la mère et du fœtus qu'elle porte. Cette dernière devient sujette à toutes les maladies atoniques, le fœtus lui-même languit et peut finir par mourir sous l'influence d'une cause tant soit peu active. Alors il est rejeté comme corps étranger.

Si l'excès de travail est nuisible aux femelles en état de gestation, il peut en être de même du défaut d'exercice.

L'exercice modéré entretient, tout le monde le sait, chez les animaux aussi bien que chez l'homme, l'harmonie des mouvements, l'intégrité des fonctions, base sur laquelle repose la santé. Si les animaux ne respirent jamais le grand air, ce *pabulum vitæ,* ils languissent, et les prédispositions fâcheuses naissent ou grandissent ; celles-ci peuvent encore devenir plus graves, surtout si les animaux se trouvent soumis en même temps à une alimentation substantielle, ou bien s'ils sont entassés dans des logements insuffisants, ainsi que j'aurai l'occasion de l'exposer plus tard.

5° *Influences atmosphériques.* — Les années pluvieuses sont généralement considérées comme cause prédisposante de l'avortement, et rien ne saurait mieux démontrer l'efficacité de cette cause que les nombreux avortements que les vétérinaires ont pu observer pendant le cours des années 1853, 1854, 1855, 1856, pendant lesquelles une pluie incessante a produit les plus grands ravages.

Pendant ces quatre années, j'ai été à même d'en observer un grand nombre, notamment en octobre 1856, où j'ai observé cinq avortements dans la seule commune de Doissac et dans le cours de la même semaine, sur des juments qui avaient porté jusque-là fort heureusement. De

1853 à 1856, je puis estimer que sur cent bêtes pleines, une vingtaine ont avorté, et l'avortement s'est continué chez quelques-unes pendant trois années consécutives. Les propriétaires, ne sachant à quoi rapporter cette succession d'accidents, ont renoncé à faire saillir leurs bêtes, jusqu'à ce que ce qu'ils appellent le *brouillard*, sorte d'inconnue analogue au *quid divinum* des anciens, fût passé.

L'influence des années pluvieuses s'exerce de plusieurs manières : 1° par les plantes; 2° par l'humidité atmosphérique; 3° par celle du sol.

Pendant les années pluvieuses, les végétaux que l'on donne en vert sont gorgés d'eau; ils sont peu nutritifs et prédisposent les animaux qui les mangent aux affections hydrohémiques; le sang, peu riche en globules et en principes protéiques, ne suffit plus à l'entretien de la mère et du fœtus; aussi n'est-il pas rare de voir en mars et en avril des femelles avorter, en présentant des engorgements passifs des membres, des parties déclives du corps.

De même lorsque les fourrages sont récoltés en temps pluvieux, ils ne reçoivent pas les préparations nécessaires dans toutes les conditions désirables; tantôt ils ne sont pas assez secs au moment de la rentrée, ils se moisissent; d'autres fois, avant qu'ils soient fauchés, ils sont vasés; enfin, dans d'autres circonstances, ils sont lavés par l'eau des rivières débordées et ne contiennent plus qu'une quantité insuffisante de principes nutritifs.

Étudions l'action de ces fourrages avariés.

De 1853 à 1856, la Dordogne a débordé plusieurs fois dans les mois de mai et de juin; ces débordements ont eu pour résultat de vaser les fourrages des propriétaires riverains. Néanmoins, ceux-ci ont été récoltés; les plus riches s'en sont servis exclusivement comme litière, d'autres, moins aisés, ont été obligés de les faire consommer par leurs bestiaux.

Malgré toutes les précautions, il a été impossible de faire perdre aux fourrages la totalité de la vase dont ils avaient été recouverts par la rivière. Or, voici ce qui est résulté de l'usage de ces foins vasés : les animaux d'abord les ont refusés, ils ont fini néanmoins par les prendre. A l'entrée de l'hiver, beaucoup d'entre eux avaient dépéri d'une manière considérable : le poil était piqué, la peau sèche et adhérente, les digestions très-laborieuses; parfois il s'est manifesté une constipation opiniâtre ; de plus, une toux quinteuse, sèche, s'est développée, à tel point que plusieurs empiriques n'ont pas balancé un instant à déclarer phthisiques au dernier degré de pauvres animaux chez lesquels tout le malaise provenait de l'ingestion d'une nourriture avariée. Lorsqu'il a été possible de donner des raves cuites en buvée, la maigreur et le malaise ont disparu ; mais chez les propriétaires qui n'ont pu soumettre leurs animaux à ce régime, ceux-ci sont devenus sans force, présentant des infiltrations passives ; peu sont morts, il est vrai, mais il a fallu à un grand nombre tout l'été pour reprendre un peu d'embonpoint ; quelques-uns ont été vendus à vil prix, parce que les maîtres désespéraient de les réparer.

Il ne m'a pas été permis de pouvoir suivre aussi bien les effets produits par les fourrages moisis. Néanmoins voici ce que j'ai cru remarquer dans deux circonstances : le sieur Doucet, métayer, donne, en 1854, du pain moisi à une jument qu'il possède (1 kilogramme environ); deux heures après la bête est prise de violentes coliques qui durèrent de douze à quatorze heures ; au bout de ce temps, l'animal tomba dans un état de prostration qui dura sept à huit jours, malgré tout traitement.

En 1857, le sieur Péchaud eut la maladresse de rentrer son regain avant qu'il ne fût sec ; des moisissures s'y développèrent en grand nombre, à tel point qu'elles répandaient une odeur infecte dans la grange. Comme on le pense bien, il fut obligé de jeter la plus grande quantité de ce fourrage avarié ; il en garda quelques quintaux moins altérés que les autres.

Donné comme seul aliment, dans un moment de pénurie, ce regain avait produit sur les deux bœufs de l'imprudent métayer une sorte d'intoxication : les animaux étaient dans un état de prostration remarquable, presque insensibles à tout ce qui se passait à côté d'eux, comme s'ils venaient d'avoir un accès vertigineux.

Le sang retiré de la veine était noirâtre, se coagulant beaucoup moins rapidement qu'à l'état physiologique : en somme, le sang commençait à s'altérer. Les toniques et la suppression de cette nourriture avariée ramenèrent la gaieté et l'appétit au bout d'une douzaine de jours. Il résulterait de ce qui précède que les fourrages vasés auraient pour effet de débiliter l'économie et d'amener un trouble plus ou moins marqué dans les fonctions digestives, tandis que les fourrages moisis agiraient d'une manière plus spéciale sur le fluide sanguin, dont ils tendraient à altérer les propriétés normales.

Ces observations ont été faites dans une contrée où les maladies par altération du sang et les maladies enzootiques sont assez rares ; ainsi, depuis fort longtemps, on n'a pas signalé de maladies charbonneuses sur nos grandes espèces, excepté en 1854, où le charbon fit quelques ravages dans le canton de Vergt.

Dans d'autres départements moins bien favorisés, les années pluvieuses sont suivies de l'apparition de maladies enzootiques assez graves : exemple, en 1856, où les débordements de plusieurs rivières déterminèrent l'apparition de la fièvre charbonneuse, notamment dans le Gers. Ces maladies ne sont pas alors le résultat unique de la nourriture avariée ; elles tiennent beaucoup à un état particulier de l'atmosphère, aussi bien qu'à la constitution du sol.

Quoi qu'il en soit, si les fourrages vasés et moisis sont susceptibles de déterminer les effets que j'ai énumérés plus haut, il n'est pas étonnant qu'ils puissent prédisposer les femelles qui les consomment à l'avortement ; tantôt le sang ne pourra plus suffire, à cause de son peu de richesse, à l'entretien du fœtus ; la maigreur et la faiblesse de la mère exerceront également une influence sur le développement de ce produit, qui finira par languir et se séparer de sa mère sous l'influence d'une cause occasionnelle; tantôt le sang, privé d'une partie de ses propriétés physiologiques, ne servira qu'imparfaitement à la nutrition du fœtus.

Quant aux fourrages lavés, ils agissent à la manière d'une alimentation peu riche et insuffisante.

De plus, pendant les années pluvieuses, l'air est saturé d'humidité; or, les modifications imprimées par l'atmosphère froide et humide du nord de la France sur l'organisation animale sont trop évidentes pour que l'on n'en conclue pas que, même dans les localités méridionales, l'air sursaturé d'humidité puisse exercer sur les femelles pleines une influence manifeste.

Enfin, pendant les années pluvieuses, les animaux s'enfoncent facilement dans les terres, qui sont devenues comme de la boue, principalement dans les terrains argileux; les chemins deviennent fort souvent impraticables; les femelles pleines, qui sont soumises aux labours ou aux charrois, sont obligées de faire un déploiement plus considérable de force musculaire; de là des efforts violents pour détacher les pieds, des heurts et une fatigue énorme, causes bien capables de provoquer l'avortement.

Mais l'avortement, dans les premières circonstances, ne se produit pas aussi brusquement que dans cette dernière; l'organisme s'y trouve prédisposé et la cause la plus légère suffit, lorsque la prédisposition s'est manifestée.

Si les années pluvieuses prédisposent à l'avortement, il serait également important de savoir si la chaleur et une sécheresse extrêmes, comme celles de l'an X et de l'an XI, n'auraient pas la même influence. Malheureusement, je n'ai pu me procurer aucune donnée positive à ce sujet.

6° *Infection de l'air respiré par les femelles pleines.* — Pour que les fonctions de la vie s'exécutent dans des conditions normales, il est nécessaire que l'air que les animaux respirent présente la composition que lui ont assignée les chimistes pour l'entretien de la vie. Si l'un des gaz composants vient à y entrer pour une proportion plus considérable que le chiffre normal, les fonctions organiques sont troublées ; il en résulte un malaise qui peut entraîner la mort, si l'animal n'est pas soustrait à temps à l'influence de cette atmosphère nuisible.

Il est inutile de rappeler ici les expériences trop connues qui ont servi à démontrer l'influence de la composition de l'air sur la vie ; elles ont été assez décrites et rapportées dans les traités *ad hoc*.

Lorsque les femelles pleines sont entassées dans les étables peu spacieuses, eu égard au nombre d'animaux, étables, qui, du reste, sont presque toujours basses, mal aérées, dans la localité que j'habite, l'air ne se renouvelle pas dans les conditions voulues ; non-seulement il est vicié par l'exhalation cutanée et l'exhalation pulmonaire, surchargées toutes les deux d'acide carbonique, mais encore les excrétions fécales, les urines, par leur séjour prolongé, dégagent des gaz également nuisibles à la respiration.

Ainsi, dans les étables même des propriétaires les plus aisés, huit ou dix bœufs et vaches sont enfermés dans un espace qui ne devrait contenir que la moitié de ces bêtes ; derrière les animaux se trouve ordinairement la jument poulinière, qui est directement soumise aux gaz dégagés par les matières fécales.

Quelle est la conséquence d'un pareil état de choses ? L'air confiné et vicié n'est plus propre à la respiration, qui s'effectue d'une manière incomplète ; le sang n'éprouve plus le changement nécessaire à l'acte de la vie ; les matériaux usés ne sont pas rejetés en assez grande abondance. Alors l'appétit languit, les digestions aussi ; le fœtus est faible, maladif, sujet à toutes les affections atoniques résultant de la débilité de la mère. Dans de telles circonstances, la moindre cause occasionnelle suffit pour faire avorter.

Pendant l'été, alors que les exhalations gazeuses sont beaucoup plus abondantes, les femelles pleines maintenues dans les étables basses, peu aérées, sont sujettes à une sorte d'altération du sang qui se traduit par les symptômes suivants : dès le premier jour, appétit diminué, mufle sec, rumination rare, commencement de prostration ; les jours suivants l'abattement se prononce, et si l'homme de l'art n'intervient, la mort arrive dans le délai de sept à huit jours.

J'ai eu l'occasion, pendant les chaleurs excessives (août 1856), d'observer une dizaine de cas semblables : sur dix bêtes, deux sont mortes par suite d'un traitement irrationnel ; sur les huit autres femelles, cinq ont avorté ; mais elles ont bien vite recouvré la santé sous la seule influence de soins hygiéniques.

A l'autopsie des deux animaux morts, ce qui m'a surtout frappé, c'est l'état particulier du sang, qui était d'un noir très-foncé, peu coagulable, et la distension énorme par le liquide sanguin des organes parenchymateux. Pendant la vie, j'ai toujours constaté que la saignée avait pour effet d'amener plus rapidement la mort.

Si l'air confiné est nuisible pour les femelles pleines, à plus forte raison doit-il en être de même de l'air altéré par la décomposition des matières putrides. S'il est, en effet, prouvé, ainsi que le démontrent les observations de plusieurs savants, que les émanations paludéennes sont susceptibles de produire des maladies enzootiques graves ; si, de plus, la présence des animaux malades dans une habitation peut déterminer des affections, sur les bêtes saines, de la nature la plus dangereuse ; il n'y a pas lieu de s'étonner qu'en pareilles circonstances les femelles ne soient prédisposées à l'avortement. C'est ce que prouvent, du reste, les observations de Flandrin, Rainard ; c'est encore ce que relatait récemment M. Lafosse dans son *Traité de pathologie vétérinaire*. La surface pulmonaire est la voie la plus considérable par laquelle les émanations animales ou putrides se trouvent absorbées ; mises en contact avec le sang, elles l'altèrent, produisent une sorte d'empoisonnement de la mère, qui retentit sur le fœtus, à cause de l'union intime des deux êtres.

7° *Influence d'un premier avortement.* — A la suite d'un premier avortement, il n'est pas rare de voir les femelles avorter pendant un temps et puis porter heureusement de nouveau. Ainsi des vaches, des juments, qui, à ma connaissance, ont avorté pendant trois ou quatre années de suite, sont, au bout de ce temps, arrivées à bon terme.

Cette succession d'avortements a attiré l'attention de plusieurs de nos vétérinaires contemporains; les uns l'ont interprétée, d'accord avec le vulgaire, par l'admission d'un génie épizootique; une deuxième explication est celle de M. Henri Bouley, qui se fonde sur la fonction physiologique des ovaires; enfin la troisième rapporte la succession des avortements à l'habitude.

Examinons séparément la valeur de chacune de ces opinions.

La première me paraît inadmissible: admettre l'existence d'un génie épizootique, ce n'est qu'éluder la solution du problème;

La deuxième, émise par M. Bouley, est beaucoup plus sérieuse, en ce qu'elle se base sur des données physiologiques et pathologiques.

Voici le résumé du savant professeur de l'École d'Alfort:

Pour lui, la succession d'avortements que l'on observe parfois tient à une perturbation de la fonction des ovaires.

A l'état physiologique, et lorsque les femelles n'ont pas été fécondées, à une époque variable suivant les espèces, apparaît la période des *chaleurs*, qui correspond à la *menstruation* chez la femme. Les phénomènes extérieurs qui annoncent l'arrivée des chaleurs sont des plus caractéristiques; ces phénomènes se manifestent en même temps que des modifications intérieures, dont ils nous dénotent l'apparition, se produisent dans les ovaires; de ceux-ci se détachent un ou plusieurs ovules, qui, passant à travers les conduits de Fallope, arrivent dans l'utérus.

Lorsque la femelle est en chaleur, l'utérus devient le siége d'un mouvement fluxionnaire, qui se traduit au dehors par une excrétion muqueuse, rarement sanguinolente : la femelle éprouve en même temps des ardeurs génésiques très-prononcées. Si ces ardeurs ne sont pas satisfaites, l'ovule ou les ovules sont rejetés avec la matière muqueuse ; l'excitation génésique disparaît pour reparaître au moment où un nouveau mouvement fluxionnaire se montrera du côté de l'utérus.

Lorsque la fécondation de la femelle a eu lieu, le rut n'apparaît plus à des époques périodiques ; il est annihilé pendant toute la période de la gestation ; c'est qu'alors les fonctions de l'ovaire sont remplacées par celles de la matrice, qui concentre en elle presque toute l'activité de l'organisme.

Mais lorsque l'avortement survient, les choses ne se passent plus ainsi. Par l'expulsion anticipée du fœtus, la fonction ovarienne reprend son cours avant le terme fixé par la nature ; mais cette fonction se présente avec un caractère d'activité insolite, sous un aspect véritablement pathologique.

« Lorsque le produit de la conception, dit M. Henri « Bouley, est expulsé de la matrice avant d'avoir parcouru « toutes les phases de son développement, les ovaires re- « deviennent actifs avant l'époque fixée par la nature ; « mais cette activité a un caractère d'anomalie et d'exagé- « ration comme celle d'une glande qui est soumise à une « excitation pathologique ; elle continue malgré la fécon- « dation, et devient le principe, à une époque plus ou « moins avancée de la gestation, des contractions antici- « pées de l'utérus, qui ont pour résultat l'avortement. « C'est à cette grande excitation des ovaires qu'il faut at- « tribuer, dans les vaches qui ont avorté, cet orgasme gé- « nital qui les maintient continuellement en chaleur, mal- « gré des coïts successifs, et qui les rend longtemps infé- « condes. Dans ce cas, l'utérus ne retient pas même les « œufs qui ont reçu l'imprégnation de la semence, parce

« que l'action excito-motrice des ovaires les sollicite à un « mouvement perpétuel.

« Nous trouvons la preuve de l'influence de l'action « ovarienne exagérée sur les mouvements contractiles de « l'utérus, dans les phénomènes qui se produisent lorsque « les femelles pleines sont laissées en rapport de voisi- « nage avec un mâle de leur espèce, dont les effluves ré- « veillent la fonction des ovaires endormis, et déterminent « dans les femelles une excitation génésique qui se ré- « fléchit sur l'utérus par voie des relations nerveuses éta- « blies entre cet organe et les ovaires, et détermine ses « contractions anticipées. »

Aussi séduisante qu'elle soit, l'explication de M. Henri Bouley ne nous paraît pas complétement satisfaisante. S'il est vrai, en effet, qu'un premier avortement soit la cause prédisposante d'un second, par le trouble qu'il apporte dans la fonction ovarienne, pourquoi ce même trouble, qui doit aller *crescendo*, dans un troisième, dans un quatrième avortement, ne deviendrait-il pas une cause incessante de pareils accidents?

M. Bouley, du reste, n'a pas la prétention de donner une explication absolue; en esprit sage, il livre sa manière d'interpréter l'influence de cette cause à la publicité, comme moyen d'attirer l'attention des vétérinaires sur ce point encore assez obscur.

La troisième opinion est celle des partisans de l'habitude.

« Une foule de causes, dit M. Michel Lévy (*Hygiène*, « p. 280), peuvent préparer, amener l'avortement; en pre- « mière ligne, l'habitude introduite par les avortements « antérieurs, alors même que ceux-ci ont lieu accidentel- « lement. »

Si j'ai cité textuellement ces lignes, c'est que, dans l'étude de *la parturition chez nos femelles domestiques*, le vétérinaire doit toujours tenir en ligne de compte ce qui se passe chez la femme, où les observations d'avortement sont beaucoup plus nombreuses et beaucoup mieux étudiées.

Qu'est-ce que l'habitude ? C'est la répétition fréquente, soutenue, d'un acte quelconque ; d'où l'aptitude à répéter cet acte.

Pour que l'habitude s'établisse, il faut que le même acte se répète plusieurs fois. Ainsi, parce qu'une femelle aura avorté une fois, deux fois, trois fois, etc., etc., peut-on raisonnablement soutenir que le quatrième avortement est l'effet de l'habitude ? Je ne le pense pas. A quoi donc attribuer ces avortements successifs cités par Pelé, Barrier, Flandrin et Salomé ? Mais le premier avortement doit avoir une cause ; le second doit être également survenu sous l'influence d'une cause quelconque ; et si cette cause primordiale n'a pas été combattue, pourquoi la méconnaître après un second avortement et invoquer l'influence seule de l'habitude ?

S'il faut des preuves à l'appui de cette opinion, je dirai que, pendant les années pluvieuses dont il a été question plus haut, les femelles ont avorté jusqu'à quatre fois de suite, et que ces récidives ont été constatées sur des femelles maigres surmenées : ce qui veut dire que l'état primitif, cause du premier avortement, a persisté, et qu'à chaque gestation il est devenu funeste au fœtus.

Je n'ai pas néanmoins la prétention de nier l'influence que plusieurs avortements successifs peuvent exercer sur les gestations ultérieures. Sans être exclusif, j'admets que ces avortements, qui ont lieu chez certaines femelles, sont dus surtout à la persistance de causes prédisposantes, et que, de plus, à cette cause déjà efficace s'en est ajoutée une autre nouvelle, sans cela on ne pourrait pas bien se rendre compte de certains faits. Ainsi, une vache, que mon collègue M. Ballande a eue, ayant avorté dès la première gestation, n'a jamais plus porté à terme. Il est incontestable ici qu'une cause méconnue, et non combattue, a agi dans ces nombreux avortements. Si toutes les femelles qui ont avorté une fois étaient fortement prédisposées, combien peu porteraient à terme ! Or, si l'avortement a pour cause l'influence de l'habitude, plus une femelle a souvent avorté, plus elle devrait avorter souvent, puisque l'avortement est d'autant plus à craindre qu'il en est déjà survenu un plus grand nombre.

L'influence de l'habitude doit d'autant plus être révoquée en doute que, lorsque l'avortement se manifeste pendant plusieurs années de suite, il se produit ordinairement à une époque plus avancée de la gestation, jusqu'à ce qu'enfin les femelles portent de nouveau à terme ; or, si l'habitude était la vraie cause de l'avortement, pourquoi ce retard dans la manifestation de l'accident, alors qu'au contraire il devrait se produire à un moment plus rapproché de la fécondation ?

On n'a jamais assez tenu compte, dans cette succession d'avortements, des différentes causes qui peuvent agir en cette circonstance : quelquefois, elles sont faciles à déterminer ; exemple : la fécondation par un étalon ruiné, épuisé par de trop nombreuses saillies, l'état de débilité continuelle des femelles, le surcroît de travail, etc., etc. ; ainsi, pendant les années pluvieuses, on a vu des femelles avorter plusieurs années de suite ; mais lorsque l'influence atmosphérique change, les conditions dans lesquelles se trouve l'utérus sont aussi modifiées : celui-ci s'*habitue* à sa nouvelle fonction ; les femelles portent à terme, alors que l'habitude de l'avortement devrait plus que jamais les faire avorter.

Dans d'autres circonstances, la cause de l'avortement passe inaperçue ; est-ce à dire pour cela qu'il n'en existe pas ? Pour moi, je suis parfaitement disposé à admettre le contraire, et je crois même que, l'attention des vétérinaires une fois attirée d'une manière plus spéciale sur ce point, cette question ne tardera pas à être élucidée, ainsi qu'une foule d'autres points scientifiques que des recherches modernes ont éclaircis.

En résumé, l'influence de l'habitude dans les avortements me paraît une invention de l'esprit qui cherche à expliquer quand même ce dont il ne se rend pas un compte bien exact. Lorsque l'avortement se manifeste pendant plusieurs années, les vétérinaires doivent rechercher aussi exactement que possible et éloigner la véritable cause, au lieu de s'arrêter à une cause imaginaire contre laquelle, si elle était réelle, ils ne pourraient rien ou presque rien.

CAUSES DÉTERMINANTES.

1° *Maladies enzootiques.* — Toutes les maladies enzootiques sont des causes déterminantes de l'avortement.

La plupart de ces maladies sont constituées par une altération des liquides, soit que les principes intégrants ne se trouvent plus dans les proportions normales, soit qu'il y ait directement viciation du sang par un principe étranger; exemple : le typhus, la fièvre charbonneuse, l'affection typhoïde de la jument, le sang de rate, la cachexie aqueuse des bêtes ovines. Dans le cours des maladies que je viens de citer, l'avortement est un symptôme, et il revêt le caractère enzootique comme la maladie elle-même.

L'altération du sang est la cause déterminante de l'avortement : dans les unes, en vertu de l'union intime du fœtus et de la mère, le fœtus meurt empoisonné par ce même sang qui devrait apporter la vie ; dans d'autres (exemple : cachexie aqueuse) le sang n'a plus les propriétés nutritives, le fœtus s'étiole comme la plante tropicale entretenue dans l'ombre, il finit par mourir faute d'une alimentation suffisante.

Il est un troisième ordre de maladies enzootiques dans lesquelles l'avortement est dû aux lésions locales; exemple: la péripneumonie épizootique, la clavelée. Dans cette circonstance le fœtus peut continuer de se développer, mais par suite des souffrances qu'il a éprouvées pendant la maladie de la mère, il meurt et n'est expulsé que plus tard ; alors on observe souvent sur son corps les lésions caractéristiques de la maladie de la mère.

2° *La dépaissance d'herbe couverte de rosée ou de gelée blanche, ou de végétaux irritants.* — Cette cause est la plus vulgairement connue : le propriétaire tant soit peu soigneux ne laisse aller ses bestiaux aux pâturages que lorsque la gelée blanche des mois de l'hiver et la rosée froide du printemps ont été dissipées par les rayons du soleil.

En 1855, au mois de décembre, j'ai vu un troupeau de brebis qu'on avait fait sortir sans leur avoir préalablement rien fait manger à la bergerie, et alors que les herbes étaient encore couvertes d'une eau glacée, avorter presque en entier. Sur quinze femelles dont il était composé, six moururent à la suite de l'avortement.

Dans les pays pauvres, où les propriétaires sont obligés de laisser pâturer leurs vaches pendant une grande partie de la saison d'hiver, l'ingestion des végétaux couverts de gelée ou de rosée froide détermine également de nombreux avortements.

Du temps que j'étais élève à l'École de Toulouse, j'ai été chargé d'aller donner mes soins à deux vaches qu'un pauvre propriétaire avait laissées errer la nuit au commencement de mai. La dépaissance d'herbe couverte de rosée froide donna lieu chez les deux femelles à une indigestion violente. Privé de tout secours, le propriétaire eut la présence d'esprit de faire avec son couteau une large incision au flanc gauche, sur chacune d'elles; une première fois elles reçurent les soins du professeur de clinique de l'École, où elles avaient été amenées. Chargé de les revoir le lendemain, je constatai que toutes deux avaient avorté dans la nuit. L'une était pleine de cinq mois, et l'autre de sept environ.

De même, au commencement d'avril, certains propriétaires de nos localités qui ont épuisé la provision de fourrages secs de l'hiver, soit laitiers de campagne, soit tous autres qui spéculent sur les produits qui peuvent leur donner une couple de vaches maigres, ou bien une jument usée, les confient à la garde d'un métayer ou d'un propriétaire qui, moyennant une faible redevance mensuelle, se charge de les faire pacager dans la *Bessède*, vaste lande qui appartenait il y a peu d'années au gouvernement, et dont les derniers hectares ont été vendus en 1853 à divers individus.

Le nombre des bêtes confiées ainsi à leur garde est trop considérable pour qu'on puisse les faire rentrer la nuit; elles errent en liberté pendant presque tout le temps convenu. Qu'arrive-t-il en pareille circonstance? C'est qu'il n'est pas rare de voir ces femelles ne porter jamais à terme; l'ingestion d'une herbe froide pendant la nuit donne l'explication de ces nombreux avortements.

Dans ces divers cas les indigestions auxquelles ces herbes donnent lieu, ou bien les coliques violentes qu'elles déterminent, rendent suffisamment compte du mode d'action de cette cause.

Comme cause déterminante de l'avortement, on doit encore compter la dépaissance de certains végétaux doués de propriétés irritantes très-prononcées; ils agissent alors en déterminant une violente irritation intestinale et quelquefois même de l'appareil génito-urinaire.

Ainsi il n'est pas sans exemple, dans certaines contrées pauvres, que des femelles aient avorté après avoir mangé certaines plantes de la famille des renonculacées, des euphorbiacées, etc., etc.; les animaux semblent reconnaître l'effet nuisible de ces plantes, puisqu'ils ne les mangent que lorsqu'ils sont poussés par la faim. Il n'y a pas fort longtemps qu'un de nos confrères a attiré l'attention du public vétérinaire sur les effets vénéneux de l'if.

De même, l'ingestion de certaines plantes de la famille des légumineuses, qui viennent dans les landes et les bruyères à l'époque de la floraison, peut également déterminer l'avortement : ces fleurs contiennent en quantité notable du soufre et un principe résineux qui ont pour effet de produire une inflammation très-violente de l'intestin et des organes génito-urinaires, à la suite de laquelle se produit l'avortement, ainsi que j'ai eu l'occasion de le constater au printemps de 1853 sur une vache bretonne excellente laitière.

3° *Les arrêts subits de transpiration.* — J'ai cité plus haut une observation de feu Réquier, dans laquelle une vache pleine fut mise, étant en sueur, dans une étable froide; la vache contracta une métrite suraiguë, à la suite de laquelle l'avortement s'ensuivit. C'est la seule observation de ce genre qui soit à ma connaissance. Les vétérinaires que j'ai consultés m'ont déclaré n'avoir jamais observé un fait semblable. On conçoit la rareté de l'avortement à la suite des refroidissements dans un pays où les vaches, pendant l'hiver, boivent toujours chaud à l'étable, et où par conséquent l'ingestion de l'eau froide, ainsi que le rapporte Gellé, ne peut avoir aucun effet. De même les vaches, lorsqu'elles sont soumises au travail, sont recouvertes d'un drap de toile, en général, et lorsqu'elles rentrent à l'étable, les propriétaires, ordinairement peu soucieux de l'hygiène, ne manquent pas, si les couvertures ont été mouillées, ou si les bêtes sont en sueur, d'enlever les draps et de sécher les animaux au moyen de frictions sèches avec de la paille.

Si ces refroidissements sont rares à observer sur les vaches, à plus forte raison sont-ils encore plus rares chez la jument pleine, qui, sous ce point de vue hygiénique, est l'objet de l'attention soutenue du cultivateur, parce qu'il ne connaît aucune cause plus nuisible pour les bêtes pleines.

Interrogez tous les propriétaires de nos contrées qui se livrent à la reproduction des femelles, ils vous répondront tous que le *morfondement* ou le refroidissement est la cause morbifique la plus dangereuse; c'est, du reste, presque la seule que nos paysans reconnaissent, de sorte que les maladies auxquelles elle donne naissance, par exemple les inflammations pulmonaires, sont excessivement rares chez nous.

Néanmoins, je dirai quelques mots sur le mode d'action des refroidissements, malgré le manque d'observations particulières à ce sujet.

Les refroidissements subits ont pour effet d'arrêter les fonctions de la peau; la suppression brusque de ces fonctions sécrétoires détruit l'harmonie physiologique, amène un mouvement congestionnel de l'organe qui jouit de la plus grande activité physiologique, ordinairement du poumon chez les mâles et les femelles non pleines. Mais chez celles qui sont en état de gestation, l'utérus, ainsi que nous l'avons fait remarquer plus haut, semble le centre vers lequel converge toute l'activité de l'organisme ; il n'est donc pas étonnant qu'à la suite d'un passage subit d'un air chaud à un air froid, ou d'un refroidissement subit, dans quelque circonstance qu'il se produise, il n'est pas étonnant, disons-nous, que le mouvement congestionnel se manifeste principalement du côté de l'utérus et qu'il détermine l'avortement par un mode d'action dont il a été question plusieurs fois déjà, et que nous passerons sous silence pour ne pas faire de répétition.

Si le refroidissement provient de l'ingestion d'une eau froide, le mouvement congestionnel se localise dans le tube digestif, donne lieu à des coliques plus ou moins violentes, cause des mouvements désordonnés pendant lesquels le décollement du placenta peut se produire, ou bien l'irritation intestinale peut se transmettre par voie de contiguïté aux membranes qui entrent dans la composition des parois utérines.

Enfin, les refroidissements subits peuvent donner lieu à une altération du fluide sanguin, altération que l'on constate parfaitement dans certaines maladies qui sont dues à cette même cause ; dès lors le sang, privé de ses propriétés nutritives, détermine une sorte d'empoisonnement du fœtus, qui meurt.

4° *Contagion, infection, imitation* (présence dans une étable d'une femelle qui avorte). — Il est de remarque que, dans une étable, lorsqu'une vache a avorté, presque toutes parfois avortent ; cette observation a donné lieu, parmi le vulgaire et même parmi les vétérinaires, à des interprétations différentes de ce mode de manifestation de l'avortement.

Ces interprétations peuvent se ranger sous trois chefs.

Les uns (et c'est le plus grand nombre) croient à la contagion de l'avortement ;

Les autres font remonter ces avortements presque simultanés à l'infection causée par la putréfaction des enveloppes fœtales ;

Enfin, un plus petit nombre ne voient dans ces avortements qu'un effet de l'imitation.

Examinons en particulier chacune de ces opinions.

L'avortement peut-il être contagieux ? Est-il susceptible de donner naissance à un produit fixe ou volatil qui puisse déterminer sur une femelle saine, et en état de gestation, l'expulsion anticipée du fœtus ?

Et d'abord, pour qu'il y ait contagion, il faut nécessairement admettre une maladie, laquelle donnera naissance au principe dont on n'a pas encore pu physiquement déterminer l'existence et qu'on a décoré du nom de *virus*.

Or, l'avortement n'est point une maladie ; ce n'est qu'un accident, qu'un trouble momentané dans l'acte physiologique de la gestation, lequel peut, il est vrai, donner naissance à des maladies fort différentes suivant les sujets ; il est une cause, mais non pas un effet : ce qui le prouve, c'est que la plupart du temps les femelles qui avortent n'éprouvent aucune altération dans leur état physiologique. Admettons même un instant que l'on puisse le ranger dans le cadre nosologique ? Quel sera le véhicule du virus auquel il doit donner naissance pour constituer une maladie contagieuse ?

Toute maladie contagieuse au moyen d'un virus volatil implique nécessairement une période d'incubation qui doit avoir une durée au moins égale à celle de l'une des maladies contagieuses ; l'idée de contagion étant enracinée dans la plupart de nos campagnes, à peine un avortement s'est-il produit dans une étable que les propriétaires n'ont rien de plus pressé que de faire passer dans une habitation séparée les autres femelles, pour les soustraire à l'influence de la contagion, qu'ils prennent même à ce sujet des précautions bizarres et dignes d'un siècle moins avancé.

Malgré toutes ces précautions, malgré la désinfection, l'avortement suit quelquefois son cours alors que les bêtes n'ont pas eu le temps d'être soumises à l'action de ce virus, qui ne doit nécessairement se manifester qu'après l'avortement.

D'un autre côté, dans d'autres étables, il n'est pas rare de voir un avortement survenir, sans que pour cela les autres femelles avortent, et sans même que des précautions contre la contagion aient été prises, Or, je le demande, une maladie contagieuse se présente-t-elle jamais avec des caractères semblables à ceux de l'avortement, lorsqu'il se produit dans une étable ?

Pourquoi cette irrégularité dans la propagation de l'avortement? La péripneumonie, la clavelée et les autres maladies contagieuses, si l'on ne prend aucune mesure, ne font-elles ordinairement qu'une seule victime dans une même étable, comme l'avortement en quelques circonstances, tandis que dans d'autres, malgré les soins pris avant que la contagion ait eu le temps de s'effectuer, l'avortement ne continue pas moins ses ravages ?

Enfin, si l'avortement n'était contagieux que dans certaines circonstances, il devrait se présenter avec des symptômes caractéristiques. Or, jusqu'ici personne n'a signalé de différence à ce sujet (1).

L'idée de la contagion, quoique généralement admise dans nos campagnes, répugne tellement à tout homme qui réfléchit, elle supporte si peu l'épreuve de la discussion, que des vétérinaires distingués, M. Cluzel et autres, ont cru devoir attribuer ces avortements à l'infection.

L'infection peut, jusqu'à un certain point, rendre compte de ce mode de manifestation de l'avortement : on conçoit que si le placenta n'est pas expulsé immédiatement après

---

(1) Il est vrai que ces symptômes sont difficiles à saisir, mais ils n'existent pas moins dans les maladies contagieuses : ainsi, dans la péripneumonie contagieuse, les dents, avant l'invasion, se décollètent, elles s'entourent d'une aréole violacée ; les animaux prennent le fourrage du bout des dents, comme s'ils avaient peur de s'échauder. Ces symptômes n'ont jamais été constatés dans la pneumonie sporadique ; ils sont tellement caractéristiques, qu'un propriétaire des environs de Toulouse reconnaissait parfaitement à l'inspection des dents les bêtes qui allaient être frappées.

l'avortement, qu'il reste adhérent par une portion à la matrice, la partie qui pend au dehors, recouverte d'un liquide sanguinolent, éprouve, dans des étables chaudes où les animaux sont entassés, un commencement de décomposition putride; que les gaz qui en résultent, mêlés avec l'air que les animaux respirent, soient transportés par la voie pulmonaire dans le torrent circulatoire; que, mis en contact avec le sang, ils exercent une action délétère sur le fœtus, lorsque le liquide sanguin, altéré par ces émanations gazeuses, passe à travers le placenta pour porter au fœtus les matériaux nécessaires à sa nutrition et à son développement.

Mais les femelles ne sont pas toujours placées dans des conditions semblables; ainsi le placenta est expulsé bien souvent immédiatement après le fœtus, il est enlevé aussitôt et enfoui avant que la putréfaction ait pu l'attaquer : dès lors la théorie de l'infection n'est plus suffisante.

Ainsi, sur trois vaches qui ont avorté en juillet 1856, dans l'espace de deux jours dans une même étable, l'infection ne peut plus rendre compte de l'avortement, puisque l'habitation est parfaitement tenue, bien aérée, et que, de plus, les placentas n'ont jamais séjourné dans l'étable, ils ont été enlevés immédiatement. Ces avortements, je les ai attribués à un état pléthorique. De même dans l'observation de Pelé, cité par Flandrin, la construction d'une étable nouvelle, suivant les conditions les plus favorables, n'a pas empêché l'avortement de se produire.

En somme, si dans quelques cas l'infection peut rendre compte des avortements qui se manifestent dans une même étable, il est bien des circonstances où cette cause ne peut pas être mise en avant, à cause des précautions hygiéniques qui ont été prises pour la prévenir; dès lors cette explication est insuffisante.

Enfin il est une troisième opinion, émise notamment par Grognier dans son *Traité de multiplication et de perfectionnement des animaux domestiques;* d'après lui, les vaches n'avorteraient que par imitation, de même que les jeunes chevaux tiquent parfois lorsqu'ils voient tiquer un animal de leur espèce :

« C'est une opinion, dit-il, généralement répandue dans « le Lyonnais, que la vache qui vêle, surtout si c'est avant « terme, provoque des mouvements convulsifs dans les « vaches placées à sa proximité ; et que celles-ci avortent « à leur tour, comme par imitation ; aussi les nourrisseurs « ont-ils soin de séquestrer les vaches en travail de par- « turition, surtout si c'est avant terme, et celles qui ont « avorté depuis. On ne peut voir dans ce phénomène « qu'une imitation physiologique qui ne dépend pas plus « de la volonté que le mouvement du cœur. »

La théorie de l'imitation n'est pas plus admissible que celle de la contagion, car la séparation des vaches, lorsque cet accident se manifeste, ne suffit pas pour empêcher qu'il se produise.

De plus, l'imitation physiologique, que Grognier invoque, ne se produit que pour les actes qui ne causent pas de douleur bien prononcée ; toutes les fois qu'ils doivent provoquer des sensations douloureuses sans aucune compensation de volupté, la bête, aussi bien que l'homme, sait en général s'en abstenir.

Du reste, si l'explication de Grognier était vraie, pourquoi, lorsqu'une vache met bas à terme, ses voisines ne feraient-elles pas également des efforts expulsifs par imitation, et dès lors combien d'avortements de plus ?

Ainsi, aucune des théories basées sur la contagion, l'infection et l'imitation, ne satisfait l'esprit : si l'une d'elles rend compte de quelques faits isolés, elle ne peut pas servir à expliquer la masse des avortements qui se produisent dans des circonstances déterminées.

Il est à présumer que les avortements cités par Flandrin et autres se sont produits sous l'influence de causes difficiles à expliquer dans l'état de la science à cette époque, mais que de nouvelles recherches, lorsque l'attention des vétérinaires aura été plus spécialement appelée sur ce point par ce concours, permettront de soulever un coin du voile qui couvre cette question et d'avancer encore une fois les progrès de la médecine vétérinaire.

Par exemple, la présence de l'ozone dans l'air est invoquée depuis quelque temps pour expliquer l'apparition de certaines épidémies : ne serait-il pas possible qu'une modification particulière de l'atmosphère, qu'on n'a pu saisir encore, fût la cause directe de ces avortements? Je pose la question sous la forme d'interrogation, sans avoir la prétention de la résoudre.

TRAITEMENT PRÉSERVATIF DE L'AVORTEMENT ENZOOTIQUE.

D'après les considérations générales qui ont été émises au commencement de ce travail, le traitement préservatif de l'avortement, lorsqu'il a tendance à sévir sur un certain nombre de femelles, est de la plus haute importance; aussi tous les efforts du vétérinaire, en pareille circonstance, doivent-ils être dirigés vers la recherche des causes qui peuvent donner lieu à l'avortement, et de tâcher, par des prescriptions qui sont en grande partie du ressort de l'hygiène, d'en annihiler les fâcheux effets.

Afin de donner au traitement préservatif de l'avortement enzootique tous les développements que comporte un sujet aussi important, je vais successivement passer de nouveau en revue toutes les causes dont j'ai cherché à expliquer le mode d'action, et indiquer en même temps les moyens les plus propres à employer pour les combattre.

1° *Influence du père.* — Malgré les nombreuses exceptions que l'on pourrait citer, il est toujours prudent, si l'on veut éprouver le moins de déceptions possible dans la reproduction des animaux, de n'employer que des mâles adultes et vigoureux, et de rejeter ceux qui sont trop jeunes, ceux qui sont arrivés à un âge avancé, et ceux qui sont épuisés par de trop nombreuses saillies.

A quel âge doit-on employer les mâles pour la reproduction (il n'est question encore que des mâles de nos grandes espèces)? Ici rien d'absolu, car la vigueur du mâle est subordonnée à une foule de circonstances, les unes inhérentes aux espèces et aux races, les autres aux conditions dans lesquelles ils sont entretenus, etc., etc.

Ainsi, certaines races sont plus précoces que d'autres; certains mâles, sous l'influence d'une nourriture excitante, sont plus précoces et plus aptes à féconder les femelles que ceux qui ne reçoivent qu'une nourriture incomplète.

Malgré ces diverses circonstances qui peuvent influer sur la précocité du mâle, on peut dire, d'une manière générale, que le cheval entier ne doit guère être employé à la reproduction que vers l'âge de quatre ans, et le taureau vers l'âge de trois ans.

A cette époque, l'organisme se trouve avoir acquis la plus grande partie de son développement, et l'épuisement causé par la saillie est loin de pouvoir produire d'aussi fâcheux effets que lorsque les animaux n'ont pas acquis l'âge sus-indiqué. Toutefois, à partir de ce moment, l'étalon doit être encore ménagé pendant un certain temps; on ne doit pas encore lui demander le nombre de saillies qu'il pourra effectuer l'année suivante.

Quel nombre de femelles un étalon peut-il saillir par jour et dans la saison de la monte?

Le cheval, règle générale, ne peut effectuer que deux saillies par jour, une le matin et l'autre le soir; quant au taureau, qui est plus vigoureux et plus prolifique, il peut, avec facilité, effectuer jusqu'à quatre et même six saillies par jour. Tel est le nombre de saillies que l'on peut demander ordinairement aux mâles de nos grandes espèces lorsqu'ils sont dans l'âge adulte. Dans la première année, on se contentera de demander une saillie au cheval et deux au taureau; ce n'est guère que vers l'âge de cinq ans pour le premier et de quatre pour le deuxième qu'ils pourront en effectuer un plus grand nombre, et cela pendant un nombre d'années variable suivant l'énergie des animaux; dans tous les cas, on devra diminuer le nombre de saillies, et même les supprimer, toutes les fois qu'ils paraîtront fatigués, qu'ils maigriront, ou qu'ils mettront plus de temps à couvrir les femelles qu'à l'ordinaire.

L'âge auquel les mâles devront cesser d'être employés comme reproducteurs ne peut pas non plus être déterminé d'une manière positive, eu égard à une foule de circonstances qui dépendent de l'individu.

Quant au nombre de femelles que le cheval et le taureau peuvent saillir avec fruit dans l'année, on estime que le cheval peut en saillir de vingt-cinq à trente et le taureau une centaine environ.

Le baudet est plus vigoureux et plus prolifique que le cheval; néanmoins on ne saurait sans inconvénient lui demander le même nombre de saillies qu'au taureau : deux baudets du sieur Dominique ont été rapidement épuisés par les quatre et même six saillies qu'on leur faisait exécuter journellement.

Les mâles des petites espèces sont très-prolifiques; ils peuvent être employés dès l'âge d'un an, quelquefois même plus tôt; le nombre de saillies qu'ils peuvent effectuer par jour est considérable : aussi est-il rare que l'avortement des petites femelles dérive de la faiblesse du mâle, à moins qu'elle ne tienne à son peu d'âge.

Les reproducteurs peuvent être soumis au travail, hors la saison de la monte, pourvu qu'il ne soit pas trop fatigant. « Les mâles reproducteurs, dit M. Bella, ont besoin « d'exercice pour conserver leur vertu prolifique et engen« drer des descendants robustes. »

Pendant la saison de la monte, ils doivent recevoir une nourriture excitante, des grains surtout; car la saillie a pour effet d'épuiser rapidement les animaux, et si la nourriture ne vient en aide pour remonter leurs forces, ils deviendront bientôt impropres à la reproduction.

Je n'insiste pas davantage sur les soins à donner au mâle : ce point d'hygiène a été déjà parfaitement étudié dans des traités spéciaux; aussi je ne pourrais dire rien qui soit bien neuf à ce sujet.

Ainsi, ne livrer les mâles à la reproduction que lorsque

les organes ont acquis en grande partie leur développement, ne leur demander que le nombre de saillies qu'ils peuvent raisonnablement effectuer, rejeter les animaux faibles, épuisés, ou qui sont arrivés à un âge trop avancé pour que le sperme ait conservé ses propriétés fécondantes, enfin les entretenir, au moins pendant la durée de la monte, à une nourriture excitante : telles sont les indications à remplir.

2° *Alimentation.* — Si la femelle pleine exige une nourriture plus abondante pour son entretien et celui du fœtus qu'elle porte, il ne faut pas non plus perdre de vue que la gestation prédispose la mère à l'engraissement. Voilà pourquoi certains propriétaires, peu scrupuleux du reste sur les moyens, ont l'habitude de faire saillir leurs vaches ou leurs truies lorsqu'ils veulent les engraisser ; ils savent par expérience que la plénitude favorise l'aptitude à prendre la graisse.

De ce fait d'observation il résulte que les femelles fécondées doivent recevoir une nourriture très-alibile, car le développement et la bonne constitution du fœtus en dépendent, mais qu'il ne faut pas néanmoins pousser jusqu'à l'exagération, surtout si elles ont un tempérament pléthorique, de crainte que, parvenues à un degré d'embonpoint trop considérable, elles ne soient disposées à avorter, ou que tout au moins elles ne mettent bas bien plus difficilement.

En général, pendant la première moitié de la gestation, on se contente de leur donner le fourrage le plus alibile, et des grains lorsqu'elles travaillent ; pendant la deuxième moitié, on ajoute à la ration une certaine quantité de substances farineuses délayées dans l'eau ; celles-ci ont pour effet de nourrir la bête sans déterminer l'excitation. L'administration continue des grains aurait pour effet de la prédisposer aux congestions. — Le sieur Barrichon, du Mespoul, n'a pu obtenir de produits à terme que lorsqu'il a donné à sa jument, d'un tempérament sanguin, des boissons rafraîchissantes, où entrait un peu de farine de seigle, pendant les trois mois qui précédaient la mise-bas.

Le vert, lorsqu'il est donné aux femelles, doit être en floraison; avant cette époque, il est chargé d'une trop grande quantité d'eau de végétation; peu nutritif, il affaiblit l'économie. Au moment des fleurs, le vert contient beaucoup moins d'eau et plus de principes alibiles, à tel point que, donné seul, sans aucune augmentation dans la ration, il pousse à l'engraissement.

On doit toutefois être très-circonspect dans l'administration du vert, surtout lorsqu'il est formé par la luzerne, le trèfle de Hollande et la vesce cultivée; ces plantes causent fréquemment des indigestions graves, pour peu qu'on n'y prenne garde, d'autant plus que les animaux les mangent avec avidité. Seul, le trèfle incarnat ou farrouch, parmi les légumineuses, peut être donné à discrétion sans qu'il cause d'indigestion dangereuse.

Dans tous les cas, lorsque, sous l'influence du vert ou d'une nourriture abondante, les femelles prennent trop d'embonpoint, les saignées et les diurétiques doux sont parfaitement indiqués.

L'alimentation avariée doit être le moins possible donnée aux femelles pleines; les fourrages rouillés, moisis ou pourris ne doivent même jamais être donnés en nourriture : les effets qu'ils produisent sont trop prompts et parfois au-dessus des ressources de l'art.

Si les fourrages sont vasés ou poudreux et que la pénurie d'aliments exige qu'on en fasse usage; on doit, avant de les donner aux animaux, les secouer, les battre à l'air, afin de les débarrasser d'une grande partie de la vase ou de la poussière qui les recouvre, les laver même, les asperger d'eau salée, et surtout donner en même temps aux animaux des boissons rafraîchissantes, de l'eau blanche, par exemple, afin de neutraliser les effets fâcheux qui peuvent survenir à la suite d'une pareille alimentation.

Pendant l'hiver, les propriétaires ont l'habitude de faire consommer par leurs animaux les fourrages les plus grossiers, les moins alibiles; nous avons vu plus haut l'influence fâcheuse qu'ils pouvaient exercer sur la vie du fœtus; dans le but de prévenir cette influence, il est d'une bonne hygiène de leur donner en même temps des soupes composées de racines ou de tubercules cuits, et de résidus de plantes oléagineuses, des tourteaux de lin, de noix, etc. De cette manière, l'alimentation est plus substantielle, la liberté du ventre est maintenue, les indigestions, les inflammations du tube digestif sont beaucoup plus rares, enfin, on évite ces fréquents arrêts de transpiration que les animaux contractent lorsque, sortant d'une étable chaude, ils vont boire l'eau glacée d'un lac ou d'une mare.

3° *Excès de travail, stabulation permanente.* — Loin d'être nuisible aux femelles en état de gestation, le travail produit un effet favorable; seulement on doit réserver pour elles les travaux les moins pénibles, ceux qui exigent moins d'efforts musculaires. Ainsi, on évitera de leur faire traîner de lourds charrois dans des chemins accidentés, dans des terrains argileux.

Sauf ces exceptions, les femelles pleines peuvent être soumises, sans aucun inconvénient, aux travaux ordinaires de la ferme pendant les trois quarts de la durée de la gestation; après ce terme, on doit les laisser plus souvent en repos, les soumettre à des travaux légers; enfin, vers les dernières semaines, on se contentera de les faire promener.

Pour les femelles qui sont employées exclusivement à la reproduction, la stabulation permanente est nuisible; on doit les faire promener tous les jours lorsque le temps le permet; si elles sont mises dans les pâturages, elles seront surveillées, afin qu'elles ne puissent se blesser entre elles ou bien qu'elles ne franchissent ni les haies ni les fossés.

4° *Années pluvieuses.* — Il n'est pas au pouvoir de l'homme d'annihiler cette cause; toutefois, par de sages prescriptions hygiéniques, on peut en atténuer l'influence. Aussi, pendant les années pluvieuses, on évitera de mener les femelles dans les pâturages humides ou marécageux, et encore avant de les faire sortir sera-t-il prudent de leur donner une ration d'aliments secs auxquels on ajoutera quelques condiments, par exemple un peu de sel marin, du tourteau ou des baies de genièvre concassées.

En même temps, on dressera dans les pâturages des abris sous lesquels elles pourront se réfugier lorsqu'une pluie trop considérable viendra à tomber.

Pour les bêtes que l'on garde à l'étable, on ne leur donnera les fourrages verts et trop aqueux qu'après une ration de sec; de plus, si elles sont soumises au travail, le propriétaire veillera à ce qu'elles ne soient pas soumises à une pluie battante, ni qu'elles y restent exposées trop longtemps; à leur rentrée à l'étable, elles seront séchées, et si la pluie est froide, elles seront couvertes et recevront des boissons tièdes, afin d'éviter les refroidissements.

Quant aux avaries que subissent les fourrages pendant les années pluvieuses, j'ai déjà indiqué plus haut les précautions à prendre.

5° *Infection de l'air.* — C'est surtout pour les femelles en état de gestation que l'on doit mettre en pratique les données que nous fournissent les lois physiologiques de la respiration; elles doivent occuper, chacune en particulier, un espace tel que l'air qu'elles respirent puisse facilement être renouvelé.

Si les habitations sont basses, que les urines y séjournent, on doit creuser des rigoles qui permettent de les conduire au dehors.

Les fumiers ne doivent jamais y être entassés, selon la mauvaise habitude qu'ont les gens de la campagne.

Les ouvertures doivent être disposées de telle manière que le renouvellement de l'air puisse s'effectuer sans provoquer de courants nuisibles.

L'habitation contient-elle des malades, on doit soustraire les femelles pleines aux émanations que fournissent ces derniers.

Si l'étable se trouve disposée dans un terrain bas, où les eaux croupissent et donnent lieu à des exhalaisons, on doit avoir recours au drainage.

Il arrive quelquefois pendant l'été que, malgré toutes les précautions prises, les matières fécales donnent lieu à un dégagement considérable de gaz nuisible à la respiration; le dépôt dans un coin d'une petite quantité de chlorure de chaux, ou bien des aspersions sur le fumier avec une solution de protosulfate de fer, suffiront pour arrêter ces émanations.

Enfin, on doit toujours éloigner les femelles pleines de certaines fabriques ou de certaines usines, qui donnent lieu à des vapeurs irritantes ou même toxiques.

6° *Influence d'un avortement antérieur.* — L'avortement a pour conséquence de déterminer une inflammation plus ou moins prononcée de la matrice, laquelle peut passer à l'état chronique, et rendre désormais les femelles infécondes ou bien les prédisposer à l'avortement.

Aussi, pour prévenir un pareil état de choses, il sera prudent d'attendre que l'irritation dont la matrice est le siége ait disparu, d'avoir même recours à quelques soins locaux pour la calmer et prévenir l'apparition de la métrite chronique.

Mais il est des femelles chez lesquelles l'avortement se reproduit, quoique les fonctions des ovaires et de la matrice soient rentrées dans l'état physiologique; les propriétaires feront bien, en pareil cas, de ne plus employer ces bêtes pour la reproduction.

En un mot, lorsqu'une femelle avorte, certaines précautions sont à prendre pour ramener les fonctions génitales au rhythme physiologique; mais pour peu que l'avortement se reproduise, le meilleur parti à prendre, c'est de l'engraisser et de la livrer à la boucherie.

7° *Maladies enzootiques.* — J'ai dit plus haut, à propos des maladies enzootiques, que lorsqu'elles déterminaient l'avortement des femelles, celui-ci n'était qu'un symptôme de ces maladies, et qu'il révélait le caractère enzootique comme la maladie elle-même.

Dès lors on conçoit que tous les moyens préventifs mis en usage pour empêcher l'invasion d'une maladie enzootique dans une étable ou une localité, soient applicables au traitement préservatif de l'avortement enzootique en pareille occurrence. S'il est vrai, en effet, que les femelles attaquées avortent pendant le cours de la maladie, en les soustrayant, par les mesures que la police sanitaire indique, à l'influence des causes qui déterminent la maladie, on empêchera un grand nombre d'avortements.

De tous les moyens préconisés pour enrayer la marche des maladies enzootiques, le plus efficace, sans contredit, consisterait à faire passer les animaux de la localité menacée ou même attaquée dans une autre où la maladie ne règne pas; mais ces déplacements, surtout si la maladie sévit sur un grand rayon, seraient trop onéreux: aussi le déplacement est-il rarement une mesure à conseiller.

Restent l'isolement, la séquestration : empêcher le contact des bêtes saines avec les bêtes malades, avec toutes les précautions que la position particulière des propriétaires indique; voilà le seul moyen prophylactique à mettre en usage.

Ceci s'applique d'une manière plus spéciale aux maladies enzootiques qui jouissent de la propriété de se transmettre par la contagion; mais il est d'autres affections qui, quoique non contagieuses, peuvent se déclarer à l'état enzootique; exemple : la cachexie aqueuse, la fièvre ataxo-adynamique.

Cette seconde variété d'affections enzootiques dérive en général d'un écart d'hygiène; en pareil cas, pour prévenir l'avortement, les propriétaires n'auront qu'à modifier, sur le conseil de l'homme de l'art, l'hygiène de leurs animaux, en ce qu'elle peut présenter de défectueux.

8° *La dépaissance d'herbe couverte de rosée ou de gelée blanche, ou de végétaux irritants.* — Avant d'amener les femelles aux pâturages, il faut attendre que le soleil ait fait évaporer la rosée ou la gelée blanche dont elles sont couvertes; ou encore, pour plus de précaution, on pourra leur donner au râtelier un peu de sec, afin que les herbes froides du pâturage aient une action moins directe sur la muqueuse gastrique.

On éloignera les femelles des lieux où croissent les végétaux âcres, tels que des euphorbiacées, des renonculacées; quoique les animaux ne les recherchent guère, ils les mangent quelquefois, poussés qu'ils sont par la faim.

Enfin, on évitera de mener les femelles dans les genestières et dans les bois au moment où certaines plantes, dont les fleurs contiennent du soufre et un principe résineux, fleurissent.

9° *Les arrêts subits de transpiration.* — Se bien garder, pendant l'hiver, de mener boire aux femelles pleines l'eau froide des lacs ou des mares; avoir la précaution, lorsqu'elles viennent du travail, de les bouchonner si elles suent, de les couvrir même au besoin, de ne pas les mettre dans une étable froide, enfin de diriger l'aération des étables de telle manière qu'il n'y ait pas de courant d'air trop prononcé : tels sont les moyens à prendre pour éviter les arrêts subits de transpiration et l'avortement qu'ils peuvent déterminer.

Toutes ces précautions ne sont applicables qu'aux femelles que l'on garde ordinairement à l'étable; celles qui restent constamment aux pâturages sont d'une constitution plus robuste et habituées à toutes les intempéries.

10° *La présence dans une étable d'une femelle qui avorte.* — Que faire, pour prévenir l'avortement de toute une étable, lorsqu'une femelle avorte? Évidemment le moyen le plus rationnel consiste à séparer les femelles pleines de celles qui avortent.

Mais ce n'est pas là la seule précaution à prendre, puisque, malgré cette séparation, l'avortement n'en continue pas moins quelquefois son cours; malheureusement alors la véritable cause de l'avortement nous échappe bien souvent, et le vétérinaire, réduit à de simples conjectures, ne peut ordonner que des mesures d'une efficacité douteuse.

Lorsque l'avortement se produit dans une étable, outre la séparation des bêtes, l'aération et la propreté deviennent indispensables, puisque la viciation de l'air et l'infection produite par la décomposition du placenta sont susceptibles de produire l'avortement.

Ces précautions bien souvent restent sans produire d'effet appréciable, l'avortement sévit toujours; dès lors, le vétérinaire doit porter toute son attention sur les conditions particulières dans lesquelles se trouvent actuellement les femelles, passer en revue tous les modificateurs, de quelque nature qu'ils soient, et qu'il croit pouvoir exercer une certaine influence.

Malgré toutes les recherches les plus minutieuses, il arrivera souvent encore d'être réduit à de simples conjectures; ces insuccès ne doivent pas pour cela nous décourager : n'oublions pas, en effet, que la science est loin d'avoir dit son dernier mot sur une foule de points, et que se vouer à l'élucidation de ces points obscurs, c'est bien mériter de l'agriculture !

Ici s'arrête ce que j'avais à dire sur la question mise au concours par la Société centrale; comme il est facile de s'en convaincre par la lecture du mémoire, l'auteur n'a visé qu'à un seul but, celui de rapporter ce qu'il a vu, et de signaler les causes dont il ne lui a pas été permis d'apprécier le mode d'action, se conformant ainsi au précepte de Montaigne : *Que chacun dise ce qu'il sait, et rien que ce qu'il sait.*

Heureux si ce faible travail pouvait mériter les suffrages de la Société !

216 Paris — Typographie de RENOU et MAULDE, rue de Rivoli, 144.

www.ingramcontent.com/pod-product-compliance
Ingram Content Group UK Ltd.
Pitfield, Milton Keynes, MK11 3LW, UK
UKHW022125260726
13993UKWH00003B/1239